http://virtualslide.igaku-shoin.co.jp/

本WEBサイトの利用ライセンスは，本書1冊につき1つ，個人所有者1名に対して与えられるものです．第三者へのID，パスワードの提供・開示は固く禁じます．また図書館・図書施設など複数人の利用を前提とする場合には，本WEBサイトを利用することはできません．

実践！皮膚病理道場

バーチャルスライドでみる皮膚腫瘍

編集
日本皮膚科学会

協力
日本皮膚病理組織学会
認定NPO法人 皮膚病理発展推進機構

制作責任者
土田哲也 埼玉医科大学教授・皮膚科
山元　修 鳥取大学教授・感覚運動医学講座皮膚病態学分野
安齋眞一 日本医科大学教授・皮膚科学・武蔵小杉病院皮膚科部長，
皮膚病理診断室・室長

医学書院

実践！ 皮膚病理道場　バーチャルスライドでみる皮膚腫瘍

［Web付録付］

発　行　2015年5月15日　第1版第1刷Ⓒ
　　　　2019年7月1日　第1版第2刷
編　集　日本皮膚科学会
発行者　株式会社　医学書院
　　　　代表取締役　金原　俊
　　　　〒113-8719　東京都文京区本郷1-28-23
　　　　電話　03-3817-5600（社内案内）
印刷・製本　横山印刷

Ⓒ日本皮膚科学会，2015

本書の複製権・翻訳権・上映権・譲渡権・貸与権・公衆送信権（送信可能化権を含む）は株式会社医学書院が著作権者より委任され管理します．

ISBN978-4-260-02118-0

本書を無断で複製する行為（複写，スキャン，デジタルデータ化など）は，「私的使用のための複製」など著作権法上の限られた例外を除き禁じられています．大学，病院，診療所，企業などにおいて，業務上使用する目的（診療，研究活動を含む）で上記の行為を行うことは，その使用範囲が内部的であっても，私的使用には該当せず，違法です．また私的使用に該当する場合であっても，代行業者等の第三者に依頼して上記の行為を行うことは違法となります．

JCOPY 〈出版者著作権管理機構　委託出版物〉
本書の無断複製は著作権法上での例外を除き禁じられています．複製される場合は，そのつど事前に，出版者著作権管理機構（電話 03-5244-5088，FAX 03-5244-5089，info@jcopy.or.jp）の許諾を得てください．

執筆者一覧

編集
日本皮膚科学会

協力
日本皮膚病理組織学会

認定NPO法人 皮膚病理発展推進機構

制作責任者
- **土田哲也** 埼玉医科大学教授・皮膚科
- **山元　修** 鳥取大学教授・感覚運動医学講座皮膚病態学分野
- **安齋眞一** 日本医科大学教授・皮膚科学・武蔵小杉病院皮膚科部長，皮膚病理診断室・室長

執筆者（執筆順）
- **安齋眞一** 日本医科大学教授・皮膚科学・武蔵小杉病院皮膚科部長，皮膚病理診断室・室長
- **三砂範幸** 元 中尾医院皮膚科
- **伊東慶悟** 日本医科大学武蔵小杉病院皮膚科・准教授
- **宇原　久** 札幌医科大学教授・皮膚科学講座
- **福本隆也** 福本皮フ病理診断科院長
- **大塚幹夫** 福島県立医科大学准教授・皮膚科

序

　『実践！　皮膚病理道場　バーチャルスライドでみる皮膚腫瘍』の完成に際して一言ごあいさつ申し上げます．

　第112回日本皮膚科学会総会（川島　眞会頭）の際，「実践！　皮膚病理道場」が開催されました．日本皮膚病理組織学会の諸先生方の多大なご努力のおかげで，大変すばらしい教育講演となりました．聴講者のみなさんからもきわめて高い評価を受けました．しかし，折角，集められた数々の美しい病理スライドをそのまま捨ててしまうのは，あまりにも"もったいない"ということで，ぜひ出版していただきたいと考えました．各種疾患の美しい鮮明な画像と的確で簡明な記載で構成されており，初学者からベテランの専門医まで十分楽しめる内容になっております．今日出版にまでこぎつけられたのは，土田哲也教授（埼玉医科大学），山元　修日本皮膚病理組織学会理事長，安齋眞一教授（日本医科大学武蔵小杉病院）などの多大なご努力のおかげと深謝致します．

　さて，皮膚病理学は皮膚科臨床医にとって最重要分野の1つです．皮膚の病理を知ることなく臨床皮膚科を修得するのは不可能なほどです．日本皮膚科学会専門医試験でも皮膚病理の問題は必ず出題され，面接試験でも重要な位置を占めています．振り返ってみますと，私の皮膚科研修時代，東京大学では「組織デモ」と称する症例検討会が毎週開催され，担当医は学会なみの皮膚病理を中心とする症例報告をさせられました．これが私の皮膚科臨床の基礎になっているものと考えます．

　米国留学時，皮膚病理専門医の存在を知りました．米国の臨床カンファランスでは，臨床所見なしでもHE染色標本だけでどんどん確実に診断していく姿をみて大変感銘を受けました．なかでも，故Ackerman教授の講演やカンファランスは圧巻でした．Ackerman教授のもとには日本からも多数留学されています．日本でも皮膚病理専門医ができればよいのですが，未だ方向性はみえません．しかし，皮膚病理学の重要性は全く変わりません．

　この『実践！　皮膚病理道場　バーチャルスライドでみる皮膚腫瘍』をきっかけに特に若手の方々は皮膚病理の大切さを理解して，臨床の最重要分野であることを再認識してほしいと思っています．

　平成27年4月

日本皮膚科学会理事長　島田眞路

刊行のことば

　『実践！　皮膚病理道場』というタイトルをみて，少しひいてしまう方もいらっしゃるかもしれない．いわばこわもての師範による熱血指導のイメージだろうか．ただ，ちょっと気になって，この書を手にとってご覧いただいた方は，この道場は熱血指導ではあるが，こわもてのかけらもないことはすぐにわかるはずである．経験のない若い先生方も最初に打ちのめされることなく，それなりの鍛錬を積み重ねさえすれば一定の技の領域に到達できるような仕掛けが施されている．

　この書は，第112回および113回日本皮膚科学会（日皮会）総会・学術大会において「実践！　皮膚病理道場」と題した皮膚病理実習の際に用いた教本をもとに作成された．皮膚病理の実技指導が学会の場で行われたのは画期的なことである．講義のあとバーチャルスライドを自分で見て考え，疑問点はその場でチューターの個人指導を受けるというシステムは，教育に特化したはずの日皮会学術大会においてさえそれまで実現できていなかった双方向性の教育環境である．この病理実習は，第112回日皮会総会・学術大会会頭の川島 眞教授から日本皮膚病理組織学会（皮膚病理学会）へ企画の依頼があり実現した．かねてから若手皮膚科医の皮膚病理へのいざないに熱意を注いでこられた皮膚病理学会理事長の山元 修教授を中心に，学会の総力をあげて取り組みが行われた．実務を取り仕切ってくれたのは安齋眞一教授で，この書も安齋教授が中心となり発刊にこぎつけることができた．第113回日皮会総会・学術大会会頭の岩月啓氏教授には，さらに教育環境を整備していただき，「皮膚科の職人魂」という学会のスローガンにぴったりの皮膚科医の技を高める機会を与えていただいた．

　例えて言えば，この道場は，まず学会において，川島会頭，岩月会頭という皮膚病理に造詣の深い両道場主のもとで，山元師範，安齋師範代が中心となって熱血指導を行う場であった．今回は，道場の場を学会から書面に移して，さらに広く実際的な皮膚病理の鍛錬を行えるように企画されたものである．

　道場の指導者は実に優しい．こわもての道場イメージとは正反対である．著者の三砂範幸氏，安齋眞一氏，伊東慶悟氏，宇原 久氏，福本隆也氏，大塚幹夫氏の各先生ともご自身で培ってきた実際的な皮膚病理の見かたを惜しげもなく披露してくださっている．この書では，従来の皮膚病理の教科書では経験できないような，あたかも傍らにマンツーマンで指導者がついて教えてくれる感覚で学習することができる．そしてこの書の最大の特徴は，実際の病理組織をバーチャルスライドで見られることである．バーチャルスライドをPC画面でみることが楽しいと感じたらしめたものである．自分で考え，さらに書面の解説を読むことを繰り返せば，皮膚病理の剣豪を名乗れる実力を身に付けることができる．長い時間をかけて，多くの標本を顕微鏡で見ながら考えていくことの積み重ねが，今でも皮膚病理学習の王道であることは間違いない．しかし，この書による学習では楽しみながらより効果的に基本技を修得することができ，しかも独りよがりではなく正しい方向に導いてくれる．

　この道場の入門者としては，これから鍛錬に励もうとする若い先生方を想定している

が，ベテランの先生方にもぜひ参加していただきたい．私を含めて自分で思い込んでいた偏った知識を修正するよい機会になる．

　今回は「腫瘍」が中心であるが，今後はさらに「炎症」などについても続刊が望まれる．この書をきっかけに新しい時代の皮膚病理学が始まる予感がしている．

平成 27 年 4 月

土田哲也

制作責任者のことば

　私が駆け出しの青二才の頃，全国津々浦々，勤務医，開業医の別にかかわらず，皮膚病理にめっぽう精通した皮膚科医が多数おられました．それがいつの間にか激減し，今では自ら病理組織を見ることなく，病理医のレポートをそのまま鵜呑みにする皮膚科医もいると聞いております．このような事態を招いたのにはさまざまな要因があろうかと思いますが，いずれにせよこのままでは日本の皮膚病理医は絶滅危惧種どころか，完全に滅んでしまうという危機感を抱いていた皮膚科医がほんの一握りおりました．その1人であった私が日本皮膚病理組織学会の理事長になったのをきっかけに，「今後は皮膚病理組織学会も若手育成と皮膚病理の発展のための方策を講じるべきである」と方向転換いたしました．

　そのために新たな企画を次々立ち上げました．その中の1つとして第112回日本皮膚科学会（日皮会）総会学術大会（会頭：川島　眞　東京女子医科大学教授）にて，川島教授から深いご理解をいただいたうえで，皮膚病理組織講習会「実践！　皮膚病理道場2013」の開講を依頼され，実施しました．専門医試験受験前の皮膚病理初心者の若手を主な対象に，HE染色標本のバーチャルスライドを見ながらセルフアセスメント方式で学習しつつ，会場に配置されたチューターに気軽に質問ができるという形式です．この企画は，翌年の日皮会総会学術大会（会頭：岩月啓氏　岡山大学教授）にも引き継がれ，多数の受講生の参加を得ました．

　対象疾患を，受講生の習熟度に応じ，まったくの初心者レベル，専門医試験受験直前レベル，それらの中間レベルと3段階に分けましたので，幅広い受講生に対処できました．過去2回にわたる企画で学習が必須とされる皮膚腫瘍はすべて網羅しました．第114回学術大会（会頭：古川福実　和歌山医科大学教授）以降は2回連続して非腫瘍性疾患を対象にします．

　さて，企画として大成功した後に出てくるのはやはり「実践！　皮膚病理道場」の書籍化の話です．まずは1クール終わった腫瘍編をまとめてみよう，ということで安齋眞一氏（日本医科大学武蔵小杉病院，日本皮膚病理組織学会若手育成担当理事）に先頭に立って旗を振っていただいたおかげで具体化しました．自己学習用にバーチャルスライドファイルが付属した皮膚病理組織学教科書という点できわめて画期的です．また，出版については日本皮膚科学会の全面的なバックアップもいただいております．本書の実現にあたっては，担当の各氏にはまったくの手弁当で執筆していただいております．また，病理組織が苦手という初心者にも取り組みやすいよう，解説に関しできる限りわかりやすい工夫をしていただき，またできる限り美麗な標本を選んでいただいております．ぜひとも若い皮膚科医は，本書を手にとっていただき，画面上で典型的な症例標本を眺めつつ，皮膚病理組織の美しくかつ素晴らしい世界を体験していただきたいと思います．

　最後に，本書の企画につきまして多大なるご理解をいただきました日本皮膚科学会理事長島田眞路先生（山梨大学教授）に深く感謝申し上げます．また，川島先生に実習形式の講習会の企画をもちかけて下さった土田哲也氏（埼玉医科大学教授），本書出版の真の牽引役である安齋眞一氏，そして何よりまったくのボランティアで素晴らしい内容に仕上げてく

ださった執筆陣である三砂範幸(佐賀大学)，安齋眞一，宇原 久(信州大学)，伊東慶悟(東京慈恵会医科大学)，福本隆也(札幌皮膚病理診断科)，大塚幹夫(福島医科大学)の各氏に厚く御礼申し上げます．

平成 27 年 4 月

山元　修

本書の特徴と使い方

　本書の最大の特徴は，ネット上で観察できるバーチャルスライドデータが付属していることである．各標本データを見ながら本書に記載されている病理組織所見を確認し，各疾患の病理診断のポイントを修得することが本書の基本的な使い方である．

　あらかじめ断っておくが，本書は，さまざまな疾患を網羅的に解説するいわゆる教科書ではないため，取り上げている疾患に若干の偏りがある．学習対象とする疾患の選定基準として，皮膚病理初学者が知っておくべき疾患，そして日常診療で比較的目にすることの多い疾患を第一に考えた．また，比較的稀なものであっても，病理組織診断を学ぶうえで，重要な所見や考え方を含む疾患については選定している．そのため，本書に述べられている各疾患の病理組織学的所見は，各疾患の最大公約数的所見ではなく，バーチャルスライドで実際に観察してもらう標本における所見が記載されている．すなわち，教材として使われている標本は，各疾患の定型的な病理組織像をもつものであるが，必ずしも各疾患で出現が予想される所見をすべて備えているわけではない．したがって各疾患の病理組織診断のポイントについて理解をさらに深めるためには，いわゆる教科書的な書籍も併用するとよい．次頁には，各疾患において有用と思われる"いわゆる"教科書を列記しておくので，参考にしてもらいたい．

　さらに，本書では，疾患を難易度別にA，B，Cの3段階のレベルに分けている．レベルAは，基本的かつ日常診療でよく遭遇する疾患を並べている．初学者は，ここから順序よく観察し，理解していくことをお勧めする．レベルBは，レベルAの応用編とでも言うべきランクの疾患である．レベルAほどの頻度で遭遇するわけではないが，比較的遭遇する機会の多い疾患や，レベルAで取り上げた疾患の亜型などが含まれている．レベルCには，さらに難易度の高い疾患が含まれ，専門医試験受験直前程度の実力をもった皮膚科医が身に付けておくべき疾患が含まれている．ただし，これらの疾患の病理診断の理解が，専門医試験の受験に必要にして十分であると言う意味ではないので，誤解のないようにされたい．

　また，標本によっては，その疾患の診断とは直接関係のない正常組織に関する説明が，各項目の末尾に挿入されている場合がある．これらの所見に関しても，標本を観察して確認し，自分のものにしていただきたい．

　以上，簡単に本書の企画意図と制作責任者らの想定した使い方について説明した．これはあくまで制作責任者らの想定の範囲でのことであり，皆さんは個人個人で本書を十分に活用し，皮膚病理学あるいは皮膚病理診断学に関して，少しでも理解を深め，さらには興味をもっていただければこれに過ぎる喜びはない．

　平成27年4月

安齋眞一

[参考図書]

■皮膚病理全般
- 古江増隆，山元 修（編）．エキスパートに学ぶ皮膚病理診断学　皮膚科臨床アセット9．中山書店，2012
- 木村鉄宣（編）．1冊でわかる皮膚病理　皮膚科サブスペシャリティーシリーズ．文光堂，2010
- 斎田俊明（著）．皮膚病理診断学入門改訂第2版．南江堂，2009
- 手塚 正，堀口裕治，小池隆夫（監）．Ken Hashimoto（著）．皮膚病理のみかた　表皮．メディカルレビュー，2010
- 手塚 正，堀口裕治（監）．Ken Hashimoto（著）．皮膚病理のみかた　第Ⅱ巻　表皮の炎症・膠原病・血管炎．メディカルレビュー，2012
- 山元 修（編）．わかりやすい！How to 皮膚病理　MB derma No.177．全日本病院出版会，2011
- Elder DE (eds)．Lever's histopathology of the skin, 11th edn. Lippincott Williams & Wilkins, Philadelphia, 2014
- Weedon D．Weedon's skin pathology, 4th edn. Elsevier, Philadelphia, 2015
- Calonje E, Brenn T, Lazar A, McKee PH (eds)．McKee's Pathology of the skin with clinical correlations, 4th edn. Elsevier, Philadelphia, 2012
- LeBoit PE, Burg G, Weedon D, Sarasin A (eds)．WHO classification Skin tumours. IARC press, Lyon, 2006

■皮膚上皮性腫瘍
- Kasakov DV, Michal M, Kacerovska D, McKee PH. Cutaneous adnexal tumors. Kluwer Health/ Lippincott Williams & Wilkins, Philadelphia, 2012
- Ackerman AB, Reddy VB, Soyer HP. Neoplasms with follicular differeantiation. Ardor Scribendi, New York, 2001
- Ackerman AB, Nussen-Lee S, Tan MA. Histopathologic diagnosis of neoplasms with sebaceous differenatiation, Ardor Scribendi, New York, 2009
- Requena L, Kiryu H, Ackerman AB: Neoplasms with apocrine differeantiation. Ardor Scribendi, New York, 1998

■色素細胞腫瘍
- Masi G, LeBoit PE. Histologic diagnosis of nevi and melanoma. 2nd edn. Springer, Berlin, 2013
- Mckee PH, Eduardo Calonje E. Diagnostic Atlas of Melanocytic pathology. Mosby Elsevier, Edinburgh, 2009

■軟部腫瘍
- Fletcher CDM, Bridge JA, Hogendoorn PCW, Mertens F (eds). WHO classification of Tumours of soft tissue and bone. International Agency for Research on Cancer, Lyon, 2013
- Goldblum JR, Weiss SW, Folpe AL. Enzinger and Weiss's soft tissue tumors, 6th edn. Elsevier, Philadelphia, 2013
- 安齋眞一，木村鉄宣，廣瀬隆則，福本隆也（著）．皮膚軟部腫瘍アトラス．秀潤社，2002

■リンパ球腫瘍
- Cerroni L. Skin lymphoma 4th edn. Wiley-Blackwell, Hoboken, 2014
- Swerdlow SH, Campo E, Harris NL, Jaffe ES, Pileri SA, Stein H, Thiele J, Vardiman JW (eds). WHO classification of tumors of haematopoietic and lymphoid tissues 4th edn, IARC press, Lyon, 2008
- 真鍋俊明，清水道生（編）．腫瘍病理鑑別診断アトラス―皮膚腫瘍Ⅱ　メラノサイト系腫瘍とリンパ・組織球・造血系腫瘍．文光堂，2010
- 古江増隆，岩月啓氏（編）．皮膚のリンパ腫　最新分類に基づく診療ガイド　皮膚科臨床アセット13．中山書店，2012

目次

レベル A ... 1

1 表皮腫瘍　安齋眞一　2

- 脂漏性角化症 seborrheic keratosis ... 2
- 尋常性疣贅 verruca vulgaris ... 4
- 日光角化症 solar (actinic) keratosis ... 6
- Bowen 病 Bowen's disease ... 8

2 毛包脂腺腫瘍　三砂範幸　10

- 表皮(漏斗部)囊腫 epidermal (infundibular) cyst ... 10
- 外毛根鞘囊腫 trichilemmal (tricholemmal) cyst, isthmus-catagen cyst ... 12
- 脂腺囊腫 steatocystoma ... 15
- 毛母腫 pilomatricoma ... 19

3 汗腺腫瘍　安齋眞一　23

- Paget 病 Paget's disease ... 23

4 色素細胞腫瘍 ... 27

- 色素細胞母斑，真皮型，Miescher 型 melanocytic nevus, intradermal, Miescher type　伊東慶悟　27
- 色素細胞母斑，複合型，Miescher 型 melanocytic nevus, compound, Miescher type　伊東慶悟　29
- 色素細胞母斑，真皮型，Unna 型 melanocytic nevus, intradermal, Unna type　伊東慶悟　31
- 色素細胞母斑，接合部型，Clark 型 melanocytic nevus, junctional, Clark type　伊東慶悟　33
- 色素細胞母斑，複合型，Clark 型 melanocytic nevus, compound, Clark type　伊東慶悟　35
- 口唇メラノーシス melanosis of the lip　伊東慶悟　37
- 悪性黒色腫 malignant melanoma　宇原 久　39

先天性色素細胞母斑，複合型 congenital melanocytic nevus, compound ……… 宇原 久 44

5 軟部腫瘍　　　　　　　　　　　　　　　　　　　　　　　　福本隆也 45

脂肪腫 lipoma ……… 45

線維脂肪腫 fibrolipoma ……… 46

皮膚線維腫 dermatofibroma ……… 47

立毛筋平滑筋腫 piloleiomyoma, pilar leiomyoma ……… 49

血管平滑筋腫 angioleiomyoma ……… 51

化膿性肉芽腫 pyogenic granuloma ……… 53

神経線維腫 neurofibroma ……… 55

6 リンパ球腫瘍　　　　　　　　　　　　　　　　　　　　　　大塚幹夫 56

菌状息肉症，扁平浸潤期 mycosis fungoides, plaque stage ……… 56

木村病（皮膚偽リンパ腫） Kimura's disease (cutaneous pseudolymphoma) ……… 58

レベル B　　　　　　　　　　　　　　　　　　　　　　　　　　　　61

1 表皮腫瘍　　　　　　　　　　　　　　　　　　　　　　　　安齋眞一 62

脂漏性角化症，クローン（胞巣）型 seborrheic keratosis, clonal (nested) type ……… 62

有棘細胞癌 squamous cell carcinoma ……… 64

2 毛包脂腺腫瘍　　　　　　　　　　　　　　　　　　　　　　三砂範幸 67

基底細胞癌，結節型 basal cell carcinoma, nodular type ……… 67

毛芽腫/毛包上皮腫 trichoblastoma/trichoepithelioma ……… 69

ケラトアカントーマ keratoacanthoma ……… 76

3 汗腺腫瘍 　　　　　　　　　　　　　　　　　　安齋眞一　82

汗管腫 syringoma 82

4 色素細胞腫瘍 　　　　　　　　　　　　　　　　　　83

青色母斑，通常型 blue nevus, common type .... 伊東慶悟　83

青色母斑，富細胞型 blue nevus, cellular type .... 伊東慶悟　85

Nanta 母斑 nevus of Nanta .... 伊東慶悟　86

悪性黒色腫 malignant melanoma .... 宇原　久　89

5 軟部腫瘍 　　　　　　　　　　　　　　　　　　福本隆也　92

血管脂肪腫 angiolipoma 92

皮膚線維腫，萎縮型 atrophic dermatofibroma 94

血管腫様（動脈瘤様）線維性組織球腫 aneurysmal fibrous histiocytoma 96

隆起性皮膚線維肉腫 dermatofibrosarcoma protuberans 98

グロムス腫瘍 glomus tumor 100

神経鞘腫（Schwann 細胞腫） neurilemmoma (schwannoma) 102

6 リンパ球腫瘍 　　　　　　　　　　　　　　　　　　大塚幹夫　104

菌状息肉症 mycosis fungoides 104

未分化大細胞型リンパ腫 anaplastic large cell lymphoma 108

びまん性大細胞型 B 細胞性リンパ腫 diffuse large B-cell lymphoma 111

皮膚偽リンパ腫 lymphocytoma cutis (cutaneous pseudolymphoma) 114

レベル C ... 117

1 表皮腫瘍　安齋眞一　118

Merkel 細胞癌　Merkel cell carcinoma ... 118

2 毛包脂腺腫瘍　三砂範幸　120

基底細胞癌，モルフェア型　basal cell carcinoma, morpheic type ... 120

線維形成性毛包上皮腫　desmoplastic trichoepithelioma ... 124

脂腺癌　sebaceous carcinoma ... 127

3 汗腺腫瘍　安齋眞一　133

汗孔腫　poroma ... 133

皮膚混合腫瘍，アポクリン型　mixed tumor of the skin, apocrine type ... 136

皮膚混合腫瘍，エクリン型　mixed tumor of the skin, eccrine type ... 138

4 色素細胞腫瘍 ... 139

乳腺堤上の母斑　milk line nevus　伊東慶悟　139

外陰部の母斑　melanocytic nevus, genital　伊東慶悟　141

深部貫通母斑　deep penetrating nevus　伊東慶悟　143

Spitz 母斑　Spitz's nevus　宇原　久　146

5 軟部腫瘍　福本隆也　150

結節性筋膜炎　nodular fasciitis ... 150

平滑筋肉腫，皮下型　leiomyosarcoma, subcutaneous ... 152

Kaposi 肉腫　Kaposi's sarcoma ... 154

血管肉腫 angiosarcoma 156

6 リンパ球腫瘍　　　大塚幹夫　159

原発性皮膚濾胞中心リンパ腫 primary cutaneous follicle center lymphoma 159

粘膜関連リンパ組織の節外性辺縁帯リンパ腫（MALTリンパ腫）
extranodal marginal zone lymphoma of mucosa-associated lymphoid tissue (MALT lymphoma) 161

索引 165

コラム　　　安齋眞一

「石灰化上皮腫」という診断名について 20
色素細胞の免疫組織学的マーカー 43
皮膚線維腫の亜型を知っておこう！ 47
筋肉細胞の免疫組織学的マーカー 52
血管内皮細胞の免疫組織学的マーカー 54
木村病と鑑別を要する疾患 60
脂漏性角化症の亜型を知ろう 63
ムチン（粘液）について 68
ケラトアカントーマの臨床的鑑別疾患 81
Nanta母斑とDuperrat母斑 88
色素細胞腫瘍を病理診断するときに注意すべき点 88
有痛性の腫瘍 101
末梢神経の免疫組織学的マーカー 103
免疫組織化学染色を評価するうえでの留意点 103
リンパ球腫瘍の診断に用いられる主なマーカーとその意義 110
poroid cell neoplasmsの概念 135
悪性リンパ腫を疑うべき病理組織学的所見 160

バーチャルスライド目次

レベル A

1 表皮腫瘍

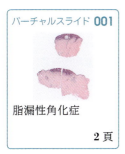
バーチャルスライド 001
脂漏性角化症
2頁

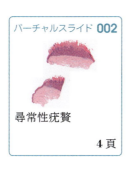
バーチャルスライド 002
尋常性疣贅
4頁

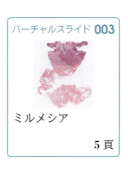
バーチャルスライド 003
ミルメシア
5頁

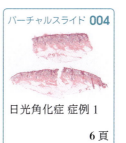
バーチャルスライド 004
日光角化症 症例1
6頁

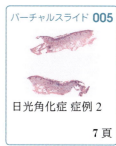
バーチャルスライド 005
日光角化症 症例2
7頁

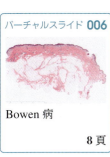
バーチャルスライド 006
Bowen病
8頁

2 毛包脂腺腫瘍

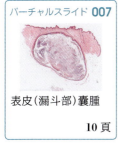
バーチャルスライド 007
表皮(漏斗部)嚢腫
10頁

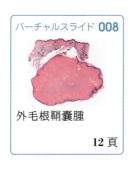
バーチャルスライド 008
外毛根鞘嚢腫
12頁

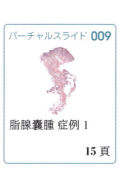
バーチャルスライド 009
脂腺嚢腫 症例1
15頁

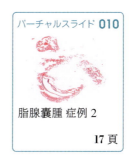
バーチャルスライド 010
脂腺嚢腫 症例2
17頁

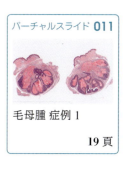
バーチャルスライド 011
毛母腫 症例1
19頁

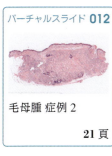
バーチャルスライド 012
毛母腫 症例2
21頁

3 汗腺腫瘍

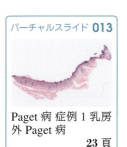
バーチャルスライド 013
Paget病 症例1 乳房外Paget病
23頁

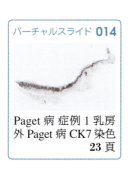
バーチャルスライド 014
Paget病 症例1 乳房外Paget病 CK7染色
23頁

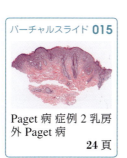
バーチャルスライド 015
Paget病 症例2 乳房外Paget病
24頁

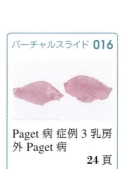
バーチャルスライド 016
Paget病 症例3 乳房外Paget病
24頁

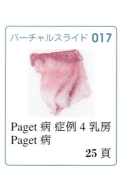
バーチャルスライド 017
Paget病 症例4 乳房Paget病
25頁

4 色素細胞腫瘍

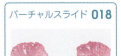
バーチャルスライド 018
色素細胞母斑，真皮型，Miescher 型
27 頁

バーチャルスライド 019
色素細胞母斑，複合型，Miescher 型
29 頁

バーチャルスライド 020
色素細胞母斑，真皮型，Unna 型
31 頁

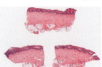
バーチャルスライド 021
色素細胞母斑，接合部型，Clark 型
33 頁

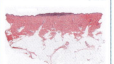
バーチャルスライド 022
色素細胞母斑，複合型，Clark 型
35 頁

バーチャルスライド 023
口唇メラノーシス
37 頁

バーチャルスライド 024
悪性黒色腫 症例 1
39 頁

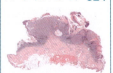
バーチャルスライド 025
悪性黒色腫 症例 2
41 頁

バーチャルスライド 026
悪性黒色腫 症例 3 上皮内悪性黒色腫
43 頁

バーチャルスライド 027
先天性色素細胞母斑，複合型
44 頁

5 軟部腫瘍

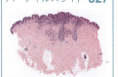
バーチャルスライド 028
脂肪腫
45 頁

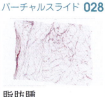
バーチャルスライド 029
線維脂肪腫
46 頁

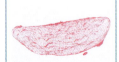
バーチャルスライド 030
皮膚線維腫 症例 1
47 頁

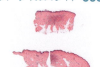
バーチャルスライド 031
皮膚線維腫 症例 2
48 頁

バーチャルスライド 032
立毛筋平滑筋腫
49 頁

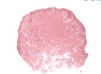
バーチャルスライド 033
血管平滑筋腫
51 頁

バーチャルスライド 034
化膿性肉芽腫
53 頁

バーチャルスライド 035
神経線維腫
55 頁

6 リンパ球腫瘍

バーチャルスライド 036
菌状息肉症，扁平浸潤期
56 頁

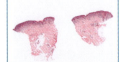
バーチャルスライド 037
木村病（皮膚偽リンパ腫）
58 頁

レベル B

1 表皮腫瘍

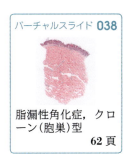
バーチャルスライド 038
脂漏性角化症，クローン（胞巣）型
62 頁

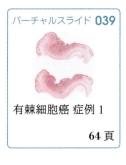
バーチャルスライド 039
有棘細胞癌 症例 1
64 頁

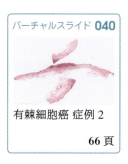
バーチャルスライド 040
有棘細胞癌 症例 2
66 頁

2 毛包脂腺腫瘍

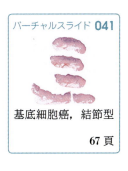
バーチャルスライド 041
基底細胞癌，結節型
67 頁

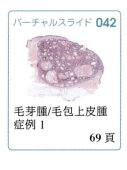
バーチャルスライド 042
毛芽腫/毛包上皮腫 症例 1
69 頁

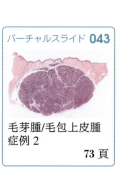
バーチャルスライド 043
毛芽腫/毛包上皮腫 症例 2
73 頁

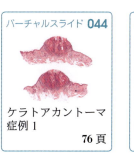
バーチャルスライド 044
ケラトアカントーマ 症例 1
76 頁

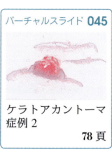
バーチャルスライド 045
ケラトアカントーマ 症例 2
78 頁

3 汗腺腫瘍

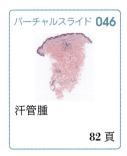
バーチャルスライド 046
汗管腫
82 頁

4 色素細胞腫瘍

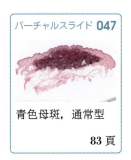
バーチャルスライド 047
青色母斑，通常型
83 頁

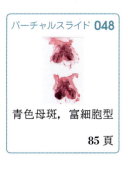
バーチャルスライド 048
青色母斑，富細胞型
85 頁

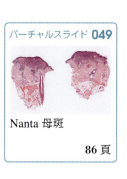
バーチャルスライド 049
Nanta 母斑
86 頁

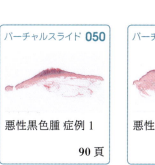
バーチャルスライド 050
悪性黒色腫 症例 1
90 頁

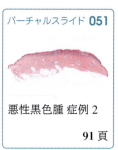
バーチャルスライド 051
悪性黒色腫 症例 2
91 頁

5 軟部腫瘍

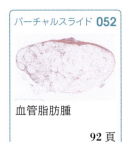
バーチャルスライド 052
血管脂肪腫
92 頁

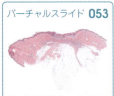
バーチャルスライド 053
皮膚線維腫，萎縮型
94 頁

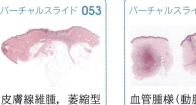
バーチャルスライド 054
血管腫様（動脈瘤様）線維性組織球腫
96 頁

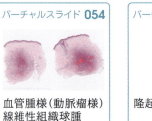
バーチャルスライド 055
隆起性皮膚線維肉腫
98 頁

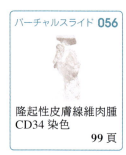
バーチャルスライド 056
隆起性皮膚線維肉腫 CD34 染色
99 頁

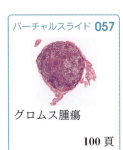
バーチャルスライド 057
グロムス腫瘍
100 頁

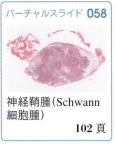
バーチャルスライド 058
神経鞘腫（Schwann 細胞腫）
102 頁

6 リンパ球腫瘍

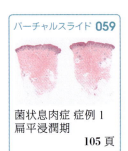
バーチャルスライド 059
菌状息肉症 症例 1 扁平浸潤期
105 頁

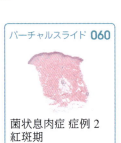
バーチャルスライド 060
菌状息肉症 症例 2 紅斑期
106 頁

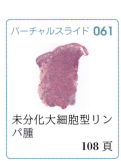
バーチャルスライド 061
未分化大細胞型リンパ腫
108 頁

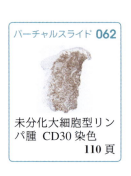
バーチャルスライド 062
未分化大細胞型リンパ腫 CD30 染色
110 頁

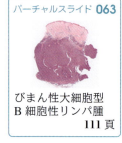
バーチャルスライド 063
びまん性大細胞型 B 細胞性リンパ腫
111 頁

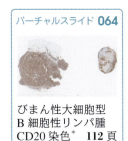
バーチャルスライド 064
びまん性大細胞型 B 細胞性リンパ腫 CD20 染色*
112 頁

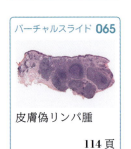
バーチャルスライド 065
皮膚偽リンパ腫
114 頁

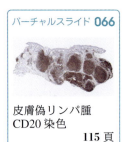
バーチャルスライド 066
皮膚偽リンパ腫 CD20 染色
115 頁

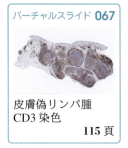
バーチャルスライド 067
皮膚偽リンパ腫 CD3 染色
115 頁

＊バーチャルスライド064のスライド上で右にある標本は陽性コントロールのリンパ節である．

レベルC

1 表皮腫瘍

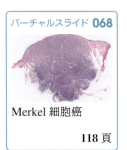
バーチャルスライド 068
Merkel 細胞癌
118 頁

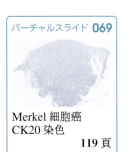
バーチャルスライド 069
Merkel 細胞癌 CK20 染色
119 頁

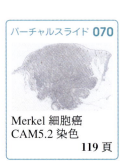
バーチャルスライド 070
Merkel 細胞癌 CAM5.2 染色
119 頁

2 毛包脂腺腫瘍

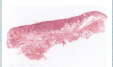
バーチャルスライド 071
基底細胞癌，モルフェア型
120 頁

バーチャルスライド 072
線維形成性毛包上皮腫
124 頁

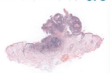
バーチャルスライド 073
脂腺癌 症例 1 脂腺癌（眼瞼外）
127 頁

バーチャルスライド 074
脂腺癌 症例 2 脂腺癌（眼瞼）
129 頁

バーチャルスライド 075
脂腺癌 症例 2 脂腺癌（眼瞼）adipophilin 染色
129 頁

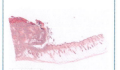
バーチャルスライド 076
脂腺癌 症例 3 脂腺癌（眼瞼外）高分化型
131 頁

バーチャルスライド 077
脂腺癌 症例 3 脂腺癌（眼瞼外）高分化型 adipophilin 染色
131 頁

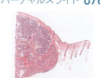
バーチャルスライド 078
脂腺癌 症例 4 脂腺癌（眼瞼外）高分化型
132 頁

3 汗腺腫瘍

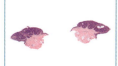
バーチャルスライド 079
汗孔腫 症例 1
133 頁

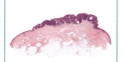
バーチャルスライド 080
汗孔腫 症例 2 単純性汗腺棘細胞腫を伴う汗孔腫
134 頁

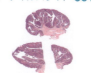
バーチャルスライド 081
汗孔腫 症例 3 アポクリン汗孔腫
135 頁

バーチャルスライド 082
皮膚混合腫瘍，アポクリン型
136 頁

バーチャルスライド 083
皮膚混合腫瘍，エクリン型
138 頁

4 色素細胞腫瘍

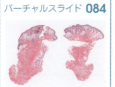
バーチャルスライド 084
乳腺堤上の母斑
139 頁

バーチャルスライド 085
外陰部の母斑
141 頁

バーチャルスライド 086
深部貫通母斑
143 頁

バーチャルスライド 087
深部貫通母斑 S-100 染色
143 頁

バーチャルスライド 088
深部貫通母斑 MIB-1 染色
145 頁

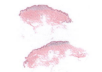
バーチャルスライド 089
Spitz 母斑 症例 1
146 頁

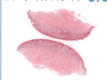
バーチャルスライド 090
Spitz 母斑 症例 2
147 頁

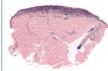
バーチャルスライド 091
演習問題 1
148 頁

バーチャルスライド 092
演習問題 2
149 頁

5 軟部腫瘍

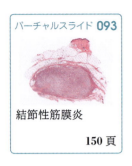
バーチャルスライド 093
結節性筋膜炎
150 頁

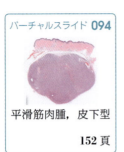
バーチャルスライド 094
平滑筋肉腫, 皮下型
152 頁

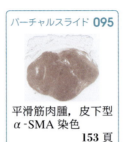
バーチャルスライド 095
平滑筋肉腫, 皮下型
α-SMA 染色
153 頁

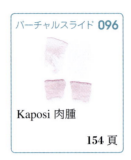
バーチャルスライド 096
Kaposi 肉腫
154 頁

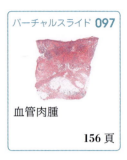
バーチャルスライド 097
血管肉腫
156 頁

6 リンパ球腫瘍

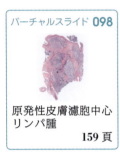
バーチャルスライド 098
原発性皮膚濾胞中心
リンパ腫
159 頁

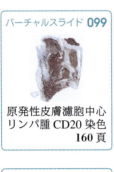
バーチャルスライド 099
原発性皮膚濾胞中心
リンパ腫 CD20 染色
160 頁

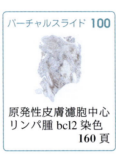
バーチャルスライド 100
原発性皮膚濾胞中心
リンパ腫 bcl2 染色
160 頁

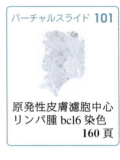
バーチャルスライド 101
原発性皮膚濾胞中心
リンパ腫 bcl6 染色
160 頁

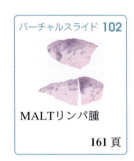
バーチャルスライド 102
MALTリンパ腫
161 頁

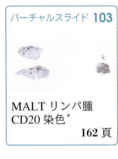
バーチャルスライド 103
MALT リンパ腫
CD20 染色*
162 頁

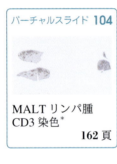
バーチャルスライド 104
MALT リンパ腫
CD3 染色*
162 頁

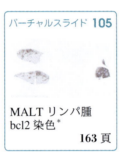
バーチャルスライド 105
MALT リンパ腫
bcl2 染色*
163 頁

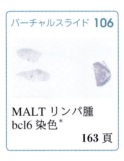
バーチャルスライド 106
MALT リンパ腫
bcl6 染色*
163 頁

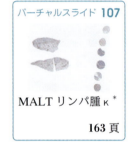
バーチャルスライド 107
MALT リンパ腫 κ *
163 頁

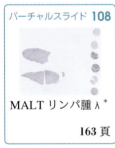
バーチャルスライド 108
MALT リンパ腫 λ *
163 頁

＊バーチャルスライド 103～108 のスライド上で右にある標本は陽性コントロールである．

Web付録　バーチャルスライドの閲覧について

- 本書の付録として，バーチャルスライドをPCなどでご覧いただけます．
- バーチャルスライドは，浜松ホトニクス株式会社のソフトウェア「NDP.serve」によりブラウザ上でご覧いただけます．

ご注意

- バーチャルスライドの閲覧は，書籍の付録のため，ユーザーサポートの対象外とさせていただいております．ご了承ください．
- 閲覧する際の通信料はお客さまのご負担となります．ご注意ください．
- バーチャルスライドはお客さまへの予告なしに変更・修正・メインテナンスが行われることがあります．また，予告なしに配信を停止することもありますので，ご了承ください．

動作環境

- 本ソフトウエアを動作させるために，以下の動作環境を推奨します．

  ［Windowsをご使用の場合］
  OS：Windows 7, Windows 8.1　32, 64 bit
  CPU：Coreシリーズ以上
  メモリ：2 GB以上
  ハードディスク空き容量：30 MB以上
  グラフィックスカード：DirectX9以降をサポートしたグラフィックカード（必須）
  ディスプレイ：XGA（1,024×768）以上
  ［Macintoshをご使用の場合］
  OS：Mac OS X v10.8〜v10.10
  CPU：インテルマルチコアプロセッサ
  メモリ：2 GB以上
  ハードディスク空き容量：30 MB以上
  グラフィックスカード：OpenGL 2.0対応システム
  ディスプレイ：XGA（1,024×768）以上

- 本ソフトウエアは，すべてのコンピュータでの動作を保証することはできません．コンピュータの環境によっては動作させることができないことも想定されますのであらかじめご了承ください．
- 「Windows 7」，および「Windows 8.1」は米国Microsoft社の登録商標です．
- 「Macintosh」，および「Mac OS」は，米国および他の国々で登録されたApple Inc.の商標です．
- その他の商品名は，各社の商標または登録商標です．

バーチャルスライドの閲覧方法

ログイン方法

　下記のURLにアクセスいただくと，ログイン画面が表示されます（**図1**）．ログインのためのUsernameとPasswordは本書の表紙裏に記載されています．
URL：http://virtualslide.igaku-shoin.co.jp/

バーチャルスライドの表示

　スライドファイルは，NDP.serveの画像閲覧メニューより選択することで開くことができます（**図2, 3**）．スライドを閉じる場合は，ブラウザの戻るボタンを押すことで，元のリストに戻ることができます．

バーチャルスライドの操作

スライドの移動

　スライドの移動では，画面を移動したり，任意の位置を画面中央に表示したりすることができます．

- **画面を移動する**

　マウスの左ボタンを押しながらドラッグして移動させ，目的の位置でボタンを離します（**図4**）．
　キーボードの"↑""↓""→""←"キーでも移動できます．

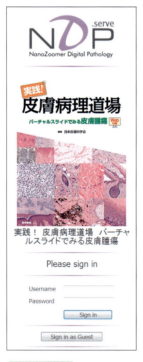

図1

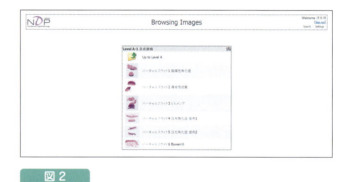

図2

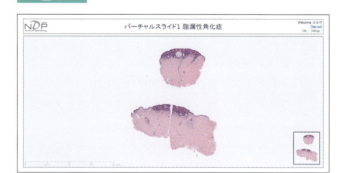

図3

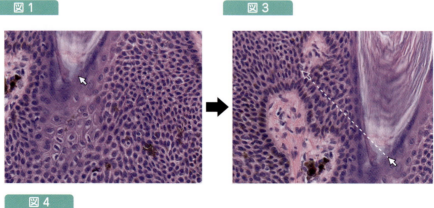

図4

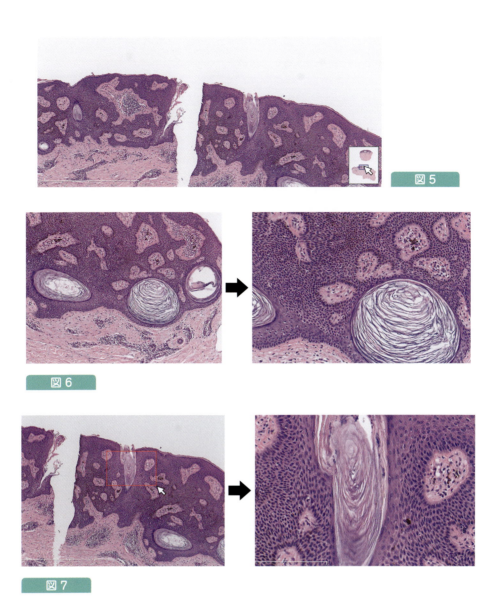

図5

図6

図7

- **任意の位置を画面の中央に配置する**

  Map画像（全体画像）で任意の位置をダブルクリックすると，その位置が拡大して画面中央に表示されます（**図5**）．

拡大，縮小

画像の拡大および縮小を行います．

- **任意の倍率に拡大，縮小する**

  マウスのホイールを前後させます（**図6**）．

- **エリアを指定して拡大する**

  画面上でマウスの右ボタンをドラッグしながらエリアを範囲指定し，右ボタンを離すと，その領域が拡大します（**図7**）．

- **表示をリセットする場合**

  表示をリセットする場合は，キーボードの"Space"キー，または"0"キーを押します．

画像の回転

"R"キーを押すと表示画像が時計回りに90°ごとに回転します．

レベル A

1	表皮腫瘍	2
2	毛包脂腺腫瘍	10
3	汗腺腫瘍	23
4	色素細胞腫瘍	27
5	軟部腫瘍	45
6	リンパ球腫瘍	56

1 表皮腫瘍

脂漏性角化症
seborrheic keratosis

脂漏性角化症 の病理診断のポイント

- 正常皮面より隆起した病変を形成する．
- 核の形態と大きさがほぼ均一な表皮基底細胞に類似した細胞の増加で，表皮が肥厚する．
- 腫瘍細胞は，時に網状に分布する．
- 偽角質嚢腫（pseudohorn cyst）を形成する．
- 病変を構成する細胞の胞体内にはメラニン顆粒がある．

症例　68歳，男性．頸部の茶褐色結節

バーチャルスライド 001

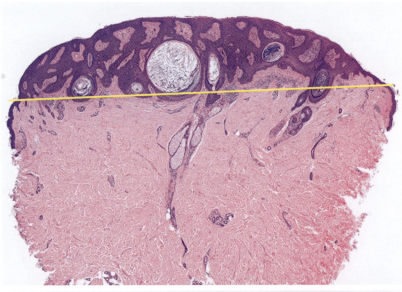

図 A-1
- 周囲の正常皮面（黄色線）より隆起した病変である．
- 網状の腫瘍細胞の増加で表皮が肥厚している．

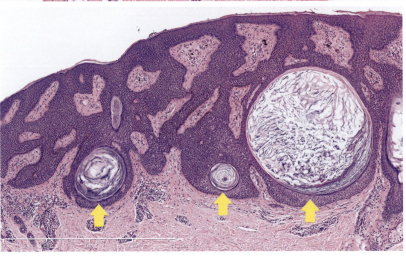

図 A-2
- 腫瘍細胞が網状に増加する．
- 偽角質嚢腫（矢印）がみられる．

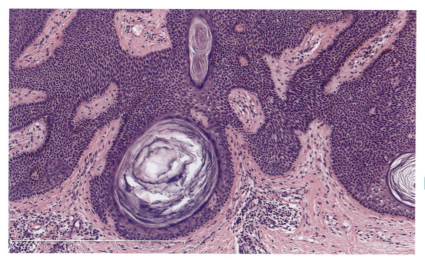

図 A-3
- 核の形態と大きさがほぼ均一な表皮基底細胞に類似した細胞の増加で，表皮が肥厚する．

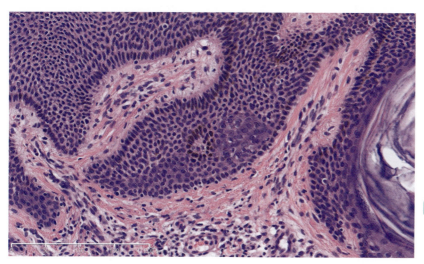

図 A-4
- 病変を構成する細胞の胞体内にはメラニン顆粒（茶褐色の顆粒）がある．

脂漏性角化症の診断には関係ないこの標本の所見

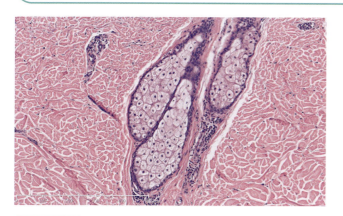

図 A-5
- 脂腺分泌部を示す．
- 泡沫状の細胞質をもつ脂腺細胞の集塊があり，その周囲を未分化細胞が取り囲んでいる．

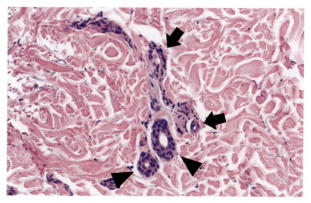

図 A-6
- 汗管（矢頭）と血管（矢印）を示す．
- 汗管は，外側の基底細胞様の孔細胞（poroid cell）と管腔側の小皮縁〔クチクラ細胞（cuticular cell）〕で構成されている．
- 血管は，内皮細胞と周皮細胞で構成され，壁構造があり，内腔に赤血球を入れることがある．

尋常性疣贅
verruca vulgaris

尋常性疣贅 の病理診断のポイント

- 表皮の外方への手指状突出.
- 過角化.
  ・錯角化.
  ・角層における陰影細胞の出現.
- 顆粒細胞層の肥厚.
  ・koilocyte の出現.
- 時に封入体（細胞質内あるいは核内）.
- 表皮稜の延長と集簇像.
  ・扁平上皮様細胞の増殖.
  ・基底細胞様細胞が層状に増殖（縁取りサイン）.
- 真皮乳頭層の血管の拡張・蛇行.

症例　10歳，女児．左足背の隆起性結節　　バーチャルスライド 002

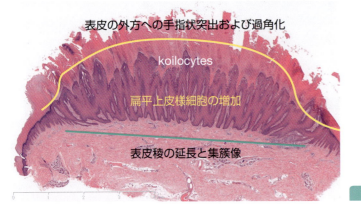

図 A-7

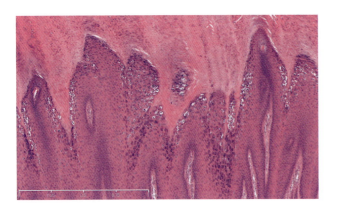

図 A-8

- 顆粒細胞層に核周囲に空胞をもつ細胞（koilocytes）が出現．

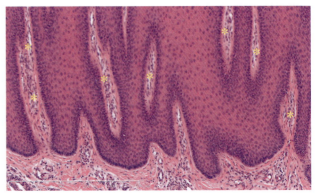

図 A-9

- 基底細胞様細胞が層状に増殖（縁取りサイン）．
- 真皮乳頭層の血管の拡張や蛇行（*）．

さらに理解を深めるために **ミルメシア(myrmecia)，38歳，男性．左足底の角化性結節**

バーチャルスライド 003

ミルメシア の病理診断のポイント

- 陥凹した全体構築．
- 表皮の外方への手指状突出．
- 過角化．
- 両染性の封入体(細胞質内あるいは核内)．
- 表皮稜の延長と集簇像．
  - ・扁平上皮様細胞の増殖．
  - ・基底細胞様細胞が層状に増殖(縁取りサイン)．
- 真皮乳頭層の血管の拡張・蛇行．

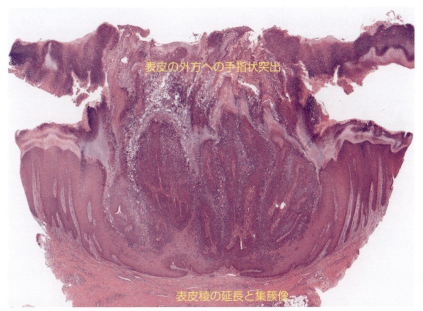

図 A-10
- 陥凹した全体構築．

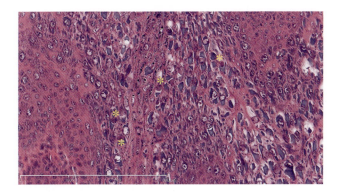

図 A-11
- 核内(＊)および細胞質内に(青い無構造物)封入体．

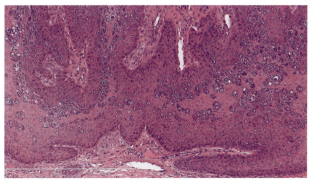

図 A-12
- 基底細胞様細胞が層状に増殖(縁取りサイン)．
- 真皮乳頭層の血管の拡張・蛇行．

日光角化症
solar (actinic) keratosis

> **日光角化症** の病理診断のポイント
> - 錯角化した角層.
>   ・毛包部では時に錯角化がなく，pink & blue sign を形成.
> - 表皮下層を中心に，大型で異型性のある核をもつ角化細胞（ケラチノサイト）が不規則に増殖し，時に表皮から蕾状に腫瘍細胞が増殖.
> - 時に表皮下層と中層の間に裂隙を形成.
> - 真皮網状層に日光性弾力線維症.

症例 1　82歳，男性．右こめかみ部の紅斑性局面

バーチャルスライド 004

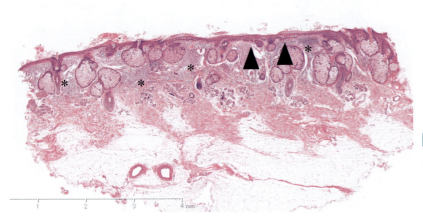

図 A-13
- 表皮下層の蕾状の角化細胞（ケラチノサイト）の増殖（矢頭）．
- 真皮網状層に日光性弾力線維症（＊）．

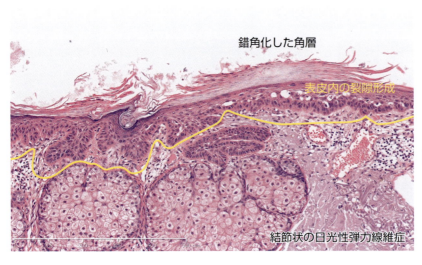

図 A-14
- 表皮下層を中心に，大型で異型性のある核をもつ角化細胞（ケラチノサイト）が不規則に増殖し，時に表皮から蕾状に腫瘍細胞が増殖（黄色線）．

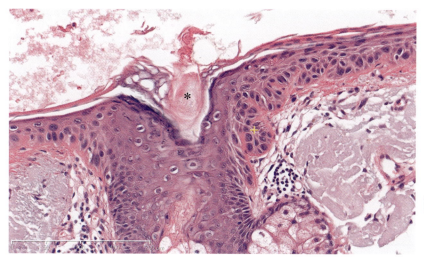

図 A-15
- 毛包部は正角化（＊）．
- 毛包漏斗部への腫瘍細胞の進展（＋）．

症例 2　78歳，男性．左頬部の紅斑性局面　バーチャルスライド 005

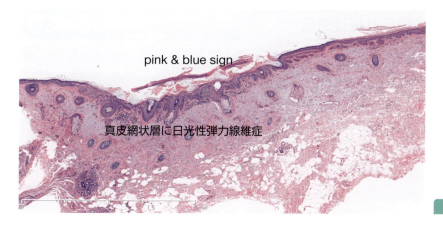

図 A-16

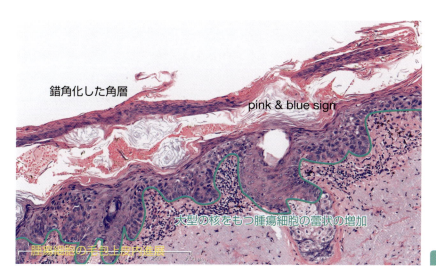

図 A-17

Bowen 病

Bowen's disease

Bowen病 の病理診断のポイント

- 核異型性のある角化細胞（ケラチノサイト）が不規則に増殖する．
  - 時に腫瘍細胞が表皮内に散在性に分布することがある．
  - 腫瘍細胞は表皮の任意の場所に分布する．
- 腫瘍細胞の増殖による表皮の肥厚がみられる．
- 時に病変の表皮最下層に比較的小型の核をもつ細胞が1列に配列する．
- 多くの核分裂像や clumping cell が出現する．

症例　82歳，女性．前胸部の角化性紅斑性局面

バーチャルスライド 006

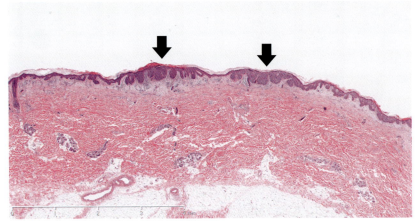

図 A-18
- 表皮の不規則な肥厚（矢印）がみられる．

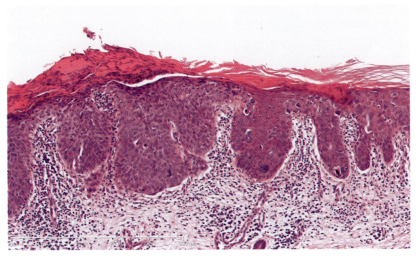

図 A-19
- 大型の異型性のある核をもつ角化細胞（ケラチノサイト）の不規則な増殖がみられる．

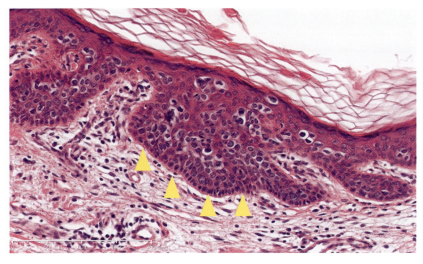

図 A-20
- 腫瘍細胞は表皮内で胞巣を形成したり，散在性に分布することがある．
- 表皮の最下層に小型の核をもつ細胞が1列に並ぶことがある（矢頭）．

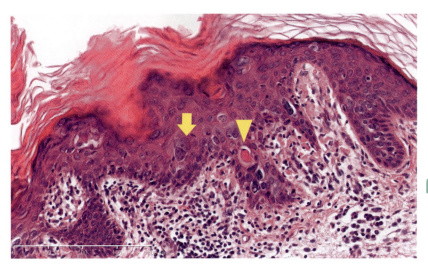

図 A-21
- 多核のようにみえる細胞（clumping cell：矢印）や個細胞壊死を伴う細胞（dyskeratotic cell：矢頭）がある．

Bowen病の診断には関係ないこの標本の所見

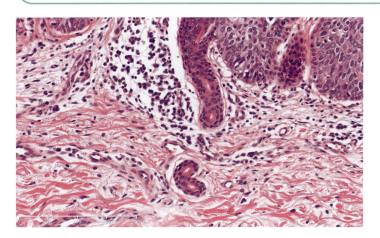

図 A-22
- 表皮内から真皮内の汗管である．
- 小皮縁〔クチクラ細胞（cuticular cell）〕と孔細胞（poroid cell）を確認しよう．

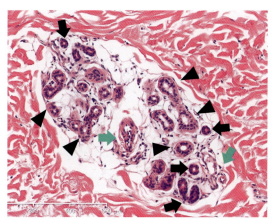

図 A-23
- エクリン腺分泌部（矢頭）と汗管（黒矢印），そして血管（緑矢印）を区別してみよう．

2 毛包脂腺腫瘍

表皮(漏斗部)囊腫
epidermal (infundibular) cyst

表皮(漏斗部)囊腫 の病理診断のポイント
- 真皮内の囊腫病変である.
- 囊腫内は,ケラチンの薄片で満たされる.
- 囊腫壁は,毛包漏斗部(infundibulum)に似て,やや粗いケラトヒアリン顆粒,編みかご(basket-woven)状 または,薄層(laminated)状の角層がみられる.

症例 48歳,女性.前胸部結節 バーチャルスライド 007

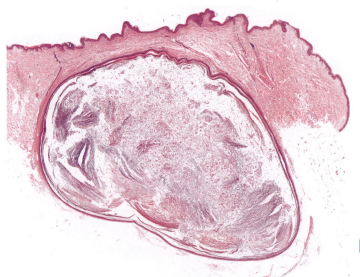

図 A-24
- 真皮内の囊腫病変である.
- 囊腫内は,ケラチンの薄片で満たされている.

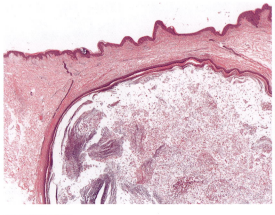
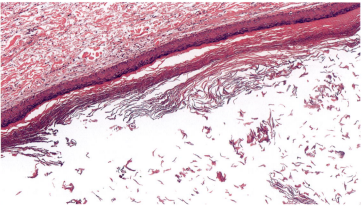

図 A-25
- 囊腫内には,ケラチン薄片がみられる.

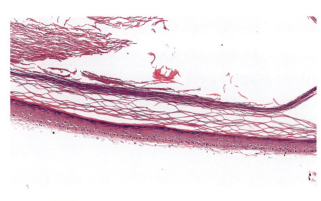

図 A-26
- 囊腫壁上皮には，編みかご(basket-woven)状角層がみられる．

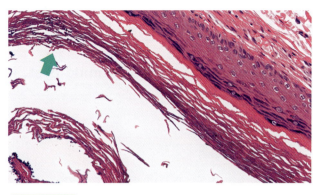

図 A-27
- 基底細胞様細胞は層状に増殖する（縁取りサイン）．
- 囊腫壁上皮には，薄層(laminated)状の角層（矢印）もみられる．

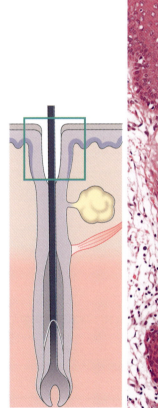

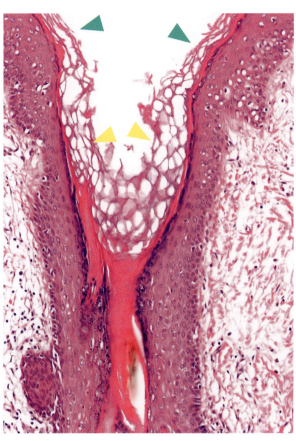

図 A-28
- 毛漏斗部(infundibulum)を示す．
- 毛包漏斗部は，やや粗いケラトヒアリン顆粒を伴った，編みかご状（黄色矢頭），または，薄層状（緑矢頭）の角層が特徴である．
- 表皮（漏斗部）囊腫の囊腫壁は，その特徴を有する．

外毛根鞘囊腫

trichilemmal (tricholemmal) cyst, isthmus-catagen cyst

> **外毛根鞘囊腫 の病理診断のポイント**
> - 真皮内(時に皮下に及ぶ)の囊腫病変である．
> - 囊腫内は，均一な好酸性のケラチンで満たされる．
> - 囊腫壁は，外毛根鞘角化を示す上皮細胞より成る(成長期毛包の峡部または進んだ退行期毛包下部に似る)．

症例 31歳，男性．頭部皮下腫瘍　　バーチャルスライド 008

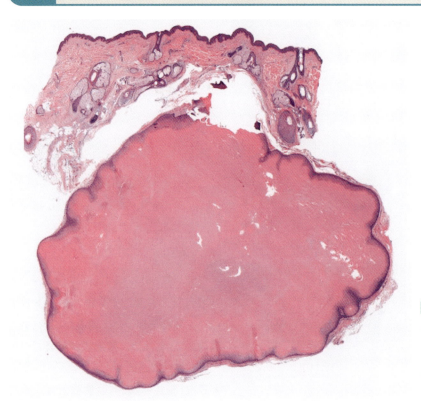

図 A-29
- 真皮内から一部皮下に及ぶ囊腫病変である．
- 囊腫内は，均一な好酸性のケラチンで満たされている．

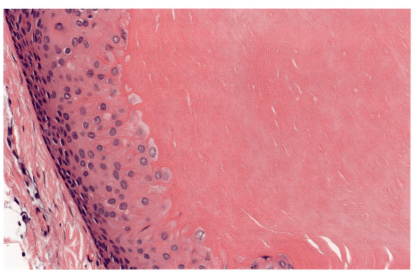

図 A-30

- **嚢腫壁細胞**の最外層は、柵状に配列する小型の好塩基細胞よりなる．
- 壁細胞は、内腔にいくに従い、細胞間橋が目立たない好酸性細胞となる．
- 壁細胞はさらに内腔へ近づくと、容積を増しながら淡い好酸性から蒼白な腫大した細胞となって、顆粒層を経ずに突然角化する（均一な好酸性のケラチンへ変化する）．これを**外毛根鞘角化**という．

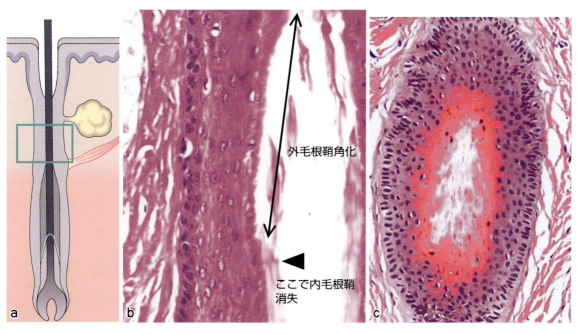

図 A-31

- 成長期毛包の峡部（isthmus：a, b）と退行期毛包（c）は、ともに細胞間橋が不明瞭な、ダークピンクの細胞質のケラチノサイトと外毛根鞘角化が特徴である．
- 外毛根鞘嚢腫の壁細胞は、この両者に似る．

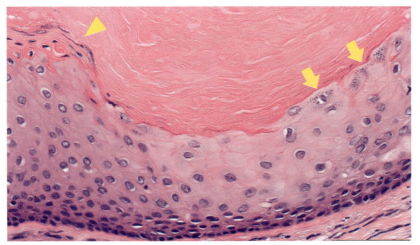

図 A-32
- 実際には，囊腫壁細胞の最内層細胞には，繊細なケラトヒアリン顆粒(矢印)をしばしば認める．
- 錯角化と表現するほどではないが，時に均一な好酸性のケラチン内に核の遺残(矢頭)も認める．

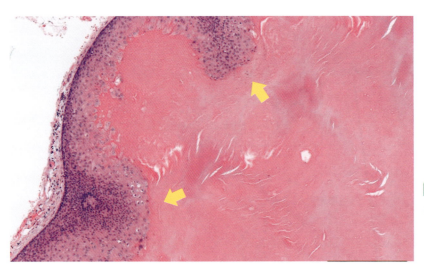

図 A-33
- 囊腫壁細胞の部分的な増殖(囊腫壁の部分的な肥厚)(矢印)は，しばしばみられる所見である．

外毛根鞘囊腫の診断には関係がないこの標本の所見：いくつかの正常組織

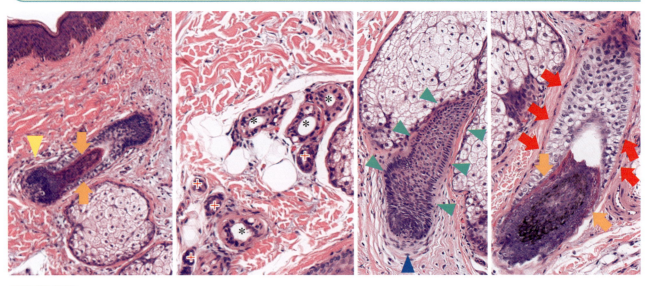

図 A-34
- 正常付属器の組織を確認しよう．
- 毛球／毛乳頭(黄矢頭)，好酸性のトリコヒアリン顆粒のある内毛根鞘(オレンジ矢印)，エクリン腺分泌部(＊)，汗管(＋)，成長期初期毛の毛球／毛乳頭(青矢頭)，毛芽細胞(緑矢頭)，毛幹部の外毛根鞘(赤矢印)が確認できる．

脂腺嚢腫
steatocystoma

脂腺嚢腫 の病理診断のポイント

- 真皮内(時に皮下に及ぶ)の嚢腫病変である.
- 嚢腫は，皺が寄ったような不規則な形状を示す.
- 嚢腫内腔は何もない空の状態(empty cyst)，または，わずかなケラチン成分.
- 嚢腫壁内腔側は，波打った，または鋸歯状の脂腺導管上皮に似る.
- 嚢腫壁に，脂腺小葉を伴う(ない場合もある).

症例 1　59歳，男性．右頬部皮下腫瘍　バーチャルスライド 009

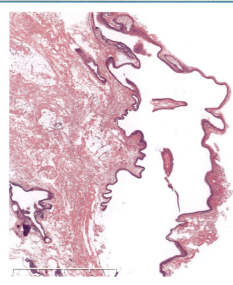

図 A-35
- 真皮内(時に皮下に及ぶ)の嚢腫病変である.
- 嚢腫は，皺が寄ったような不規則な形状を示す(おそらく，標本固定の段階で内容物が析出し嚢腫がしぼんだため).
- 内容物(脂質)が析出するため，empty cyst である.

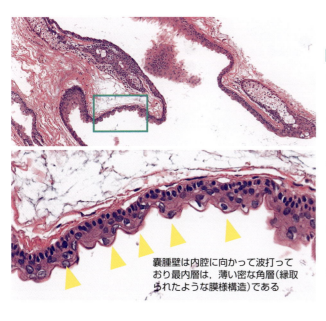

図 A-36
- 一般的に，嚢腫壁は薄く(数層の細胞層)，内腔に向かって波打っている(鋸歯状となっている).
- 嚢腫壁細胞の最外層は，柵状に配列する小型の好塩基細胞より成る.
- 嚢腫壁の内腔側細胞は，細胞間橋が目立たない好酸性細胞で，最内層は，縁取られたような薄い密な角層(膜様構造)を示す.
- ケラトヒアリン顆粒はないか，または，少量の繊細なものが存在する.
- 脂腺小葉がない場合は，嚢腫壁の波打った脂腺導管上皮様構造が，診断の決め手となる.

嚢腫壁は内腔に向かって波打っており最内層は，薄い密な角層(縁取られたような膜様構造)である

脂腺嚢腫の嚢腫壁と正常の脂腺導管とを比較してみよう！

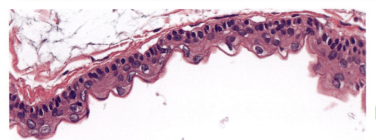

図 A-37
- 脂腺嚢腫の嚢腫壁を示す．

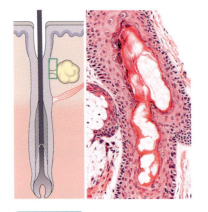

図 A-38
- 正常の脂腺導管（水平切片）を示す．
- 毛包漏斗部に近づくにつれ，ケラトヒアリン顆粒を認めるようになる．

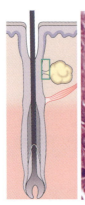

図 A-39
- 正常の脂腺導管（垂直切片）を示す．
- 正常の脂腺導管も，波打っている（鋸歯状だ）！

脂腺細胞への分化の確認

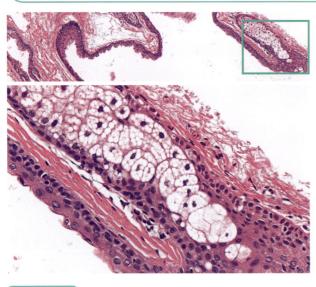

図 A-40
- 嚢腫壁には，脂腺小葉，脂腺細胞の小集団が付着している．

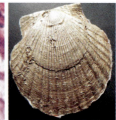

図 A-41
- 脂腺細胞の核は，ホタテガイ状とよく形容される．

これらの所見に注目！

- 豊富な脂質による，泡沫，多房，空胞状の細胞質がみられる．
- 扇型・ホタテガイ状（scalloped），または，星型の核を示す．

症例 2　56歳，男性．前胸部，腋窩多発性丘疹・結節

バーチャルスライド 010

脂腺嚢腫 の病理診断のポイント（補足事項）

- 嚢腫壁内腔側が，波打たず（鋸歯状ではなく）平坦な場合がある．
- 内腔側が平坦な場合，最内層は縁取られたような薄い密な角層（膜様構造）が特徴である．
- 嚢腫壁に，脂腺小葉だけでなく，未熟な毛包，成熟した毛包（時に軟毛を有する），立毛筋を伴っていることがある．

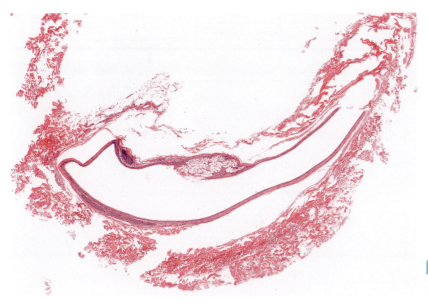

図 A-42

- 真皮内の嚢腫病変を示す．

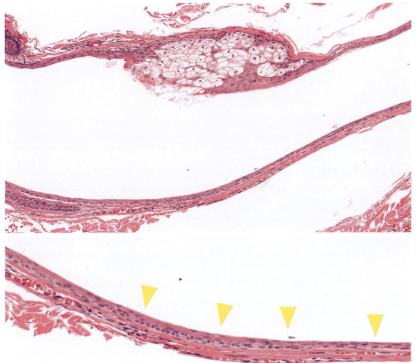

図 A-43

- この症例では，嚢腫壁内腔側が，波打たず（鋸歯状ではなく），平坦である（矢頭）．この場合，最内層は，縁取られたような薄い密な角層で，ヒアリン様（ガラス様という意味）の膜様構造（矢頭）があり，脂腺小葉がない場合は，この所見が診断の決め手となる．
- 内腔側が平坦である理由は，内腔に溜まった脂質の圧で，波打ったものが平坦化したという考えがある．

嚢腫壁に脂腺小葉だけでなく，未熟な毛包，成熟した毛包（時に軟毛を有する），立毛筋を伴うことがある

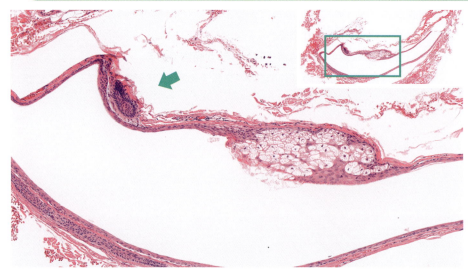

図 A-44
- この症例では，嚢腫壁に，脂腺小葉だけでなく，未熟な毛包（軟毛）（矢印）を伴っている．

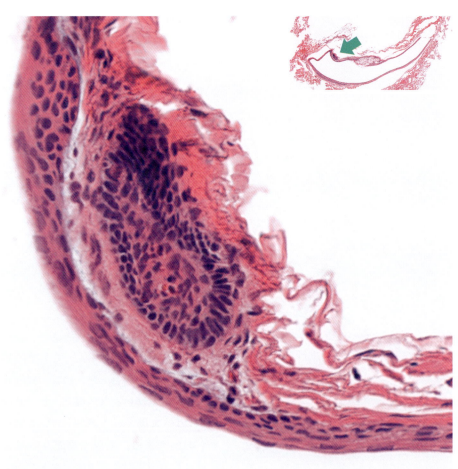

図 A-45
- 未熟な毛包（上図矢印の拡大像）を確認できる．

　脂腺嚢腫では，時に未熟な毛包，成熟した毛包（時に軟毛を有する），立毛筋を伴うことから，その本態は，単なる脂腺導管の嚢腫というより，毛包脂腺の嚢腫状過誤腫（pilosebaceous cystic hamartoma）であるという考えが一般的である．

毛母腫
pilomatricoma

> **毛母腫** の病理診断のポイント
> - 真皮深層から皮下における，境界明瞭な病変（時に囊腫状）である．
> - 病変はいくつかの腫瘍塊よりなり，これらは主に好塩基性細胞と好酸性陰影細胞の2種類の細胞で構成される．
> - 好塩基性細胞は，毛母細胞様細胞であり，好酸性陰影細胞は核が消失した細胞中央の未染色部分が特徴である（毛への分化が想定されている）．

症例 1　25歳，男性．右前腕皮下腫瘍
バーチャルスライド 011

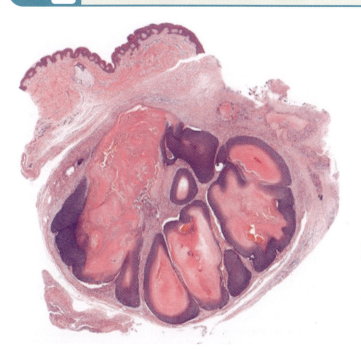

図 A-46
- 真皮中下層の境界明瞭な病変を示す．
- 病変はいくつかの腫瘍塊より成り，これらは主に好塩基性細胞と好酸性陰影細胞の2種類の細胞で構成される．

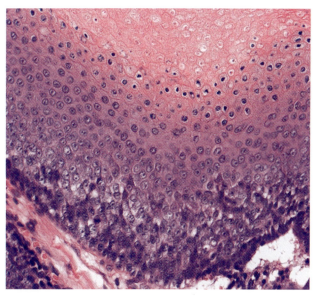

図 A-47
- 腫瘍塊は主に好塩基性細胞と好酸性陰影細胞の2種類の細胞で構成される．
- 好塩基性細胞は，腫瘍塊の外層に位置し，大型の毛母細胞様細胞で細胞間の境界は不明瞭である．
- 好酸性陰影細胞は，腫瘍塊の内層に位置し，核が消失して細胞中央の未染色部分が特徴である．
- しばしば，好塩基性細胞と好酸性陰影細胞の中間に，濃縮した核が遺残している移行細胞が存在する．

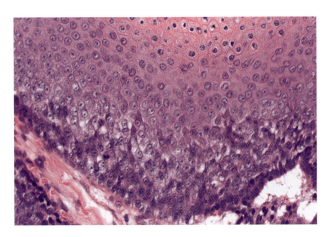

図 A-48
- 好塩基性細胞の核は，毛母細胞に似て，大型，類円形，淡色，点状のクロマチン，顕著な核小体が特徴であり，核分裂像も認める．

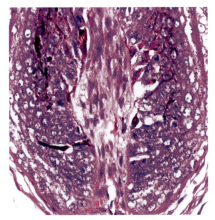

図 A-49
- 正常の毛母細胞を示す．
- 毛母細胞の核は，毛芽細胞のそれよりも，大型，円形で明るく核小体がより明瞭である．

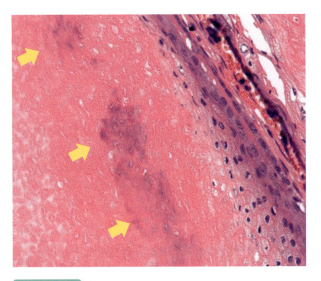

図 A-50
- 好酸性陰影細胞内に，好塩基性の繊細な顆粒（矢印）を認めたら，それはカルシウムの沈着（石灰化の始まり）である．

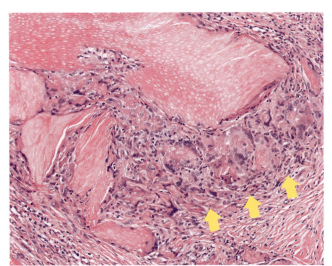

図 A-51
- 好酸性陰影細胞の塊の周囲の間質には，しばしば巨細胞を中心とした異物反応（矢印）が存在する．

「石灰化上皮腫」という診断名について

　毛母腫（pilomatricoma）の同義語として，石灰化上皮腫（calcifying epithelioma）という診断名がよく用いられる．しかしながら，この腫瘍は，すべての例で必ず石灰化を伴うわけではなく，また，腫瘍細胞の分化の本質が石灰化にあるわけではない．通常，腫瘍（特に皮膚付属器腫瘍）では，腫瘍細胞の分化に従って診断名を付けるのが一般的であるので，その意味でも毛母腫が正しい．また，「上皮腫（epithelioma）」という言葉には，良性と悪性の中間，あるいは，低悪性度，という意味合いが含まれることが多い（脂腺上皮腫，基底細胞上皮腫など）．純粋な良性腫瘍であるこの疾患に，「上皮腫」という診断名を与えるのは誤りである．以上から，「石灰化上皮腫」という診断名は使わず，「毛母腫」と呼ぶようにしたい．

症例 2　15歳, 女性. 顔面皮下腫瘍

バーチャルスライド 012

毛母腫 の病理診断のポイント（補足事項）

- **古い病変**では，腫瘍塊は主に好酸性陰影細胞で構成され，しばしばカルシウム沈着（石灰化）が顕著である．

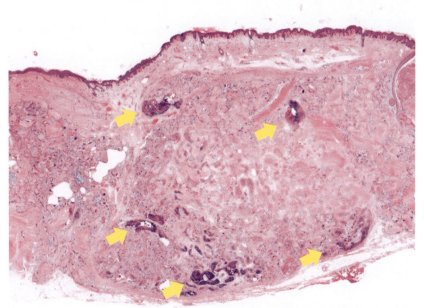

図 A-52

- 真皮中下層の境界明瞭な病変を示す．
- 病変はいくつかの腫瘍塊より成り，これらは主に好酸性陰影細胞で構成され，弱拡大でも好塩基性のカルシウム沈着（矢印）が目立つ．

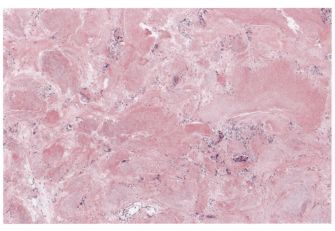 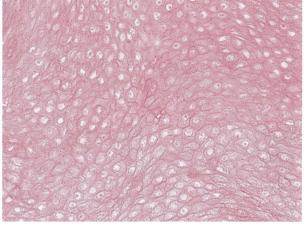

図 A-53

- 古い病変では，好塩基性細胞（毛母細胞様細胞）はほとんどなく，腫瘍塊は主に好酸性陰影細胞で構成される．

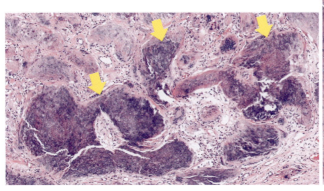
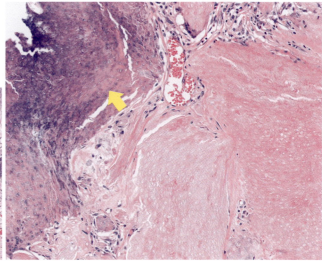

図 A-54
- 好酸性陰影細胞には，好塩基性のカルシウム沈着（矢印）が目立つ．

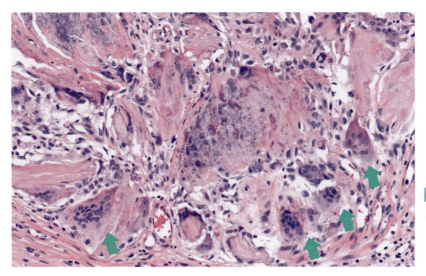

図 A-55
- カルシウム沈着した好酸性陰影細胞の塊の周囲の間質には，巨細胞を中心とした異物反応（矢印）がみられる．

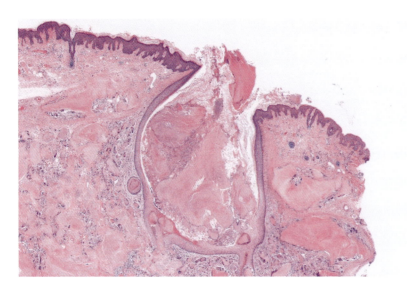

図 A-56
- この症例のように，時に腫瘍の表層に，拡張した既存の毛包漏斗部が存在する（ほとんどの毛母腫は，既存の毛包漏斗部の底部より発生するという考えがある）．

3 汗腺腫瘍

Paget 病
Paget's disease

乳房外 Paget 病 の病理診断のポイント

- 表皮内に Paget 細胞が集簇あるいは散在性に増殖する．
  - ・Paget 細胞は，細胞質が淡染し，核異型性を伴う．
  - ・細胞質の淡染しない Paget 細胞もある．
- Paget 細胞は，時に毛包あるいは汗管上皮内に進展する．
- 進行すると，真皮内に浸潤性の腫瘍細胞胞巣の増殖がみられる．
- 表皮内あるいは真皮内病変で管腔を形成する．

症例 1 乳房外 Paget 病(extramammary Paget's disease)，78 歳，男性．外陰部の紅斑性局面． バーチャルスライド 013

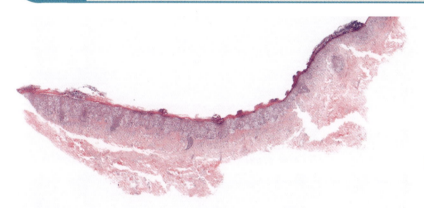

図 A-57
- 淡染する細胞の増殖により表皮が肥厚している．

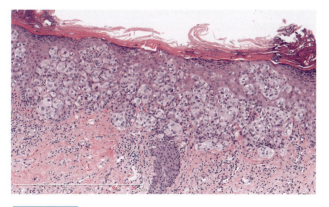

図 A-58
- 表皮内および一部汗管上皮内に豊富で淡染する細胞質と異型性のある核をもつ Paget 細胞が散在性あるいは胞巣を形成して増殖している．

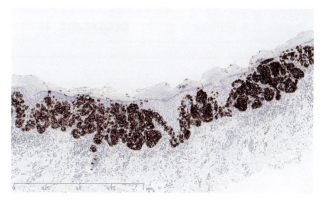

図 A-59
- Paget 細胞は，CK7 陽性である．

バーチャルスライド 014

症例 2　乳房外 Paget 病（extramammary Paget's disease），82歳，男性．外陰部の紅斑性局面．

バーチャルスライド 015

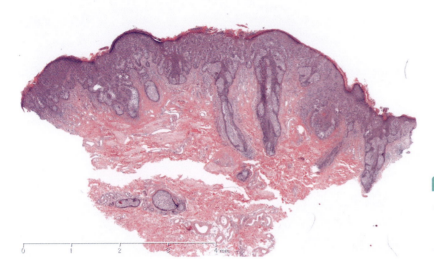

図 A-60
- 淡染する細胞の増殖により表皮が肥厚している．
- 同様の細胞で汗管も太くなっている．

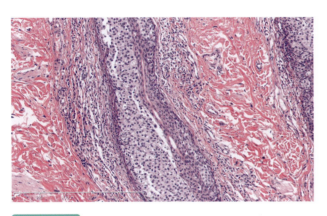

図 A-61
- 汗管上皮内に Paget 細胞が進展している．

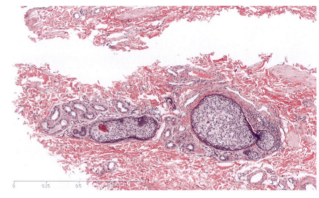

図 A-62
- Paget 細胞は汗腺分泌部に隣接する汗管上皮内まで浸潤している．

症例 3　乳房外 Paget 病（extramammary Paget's disease），85歳，女性．外陰部の紅斑性局面内の結節．

バーチャルスライド 016

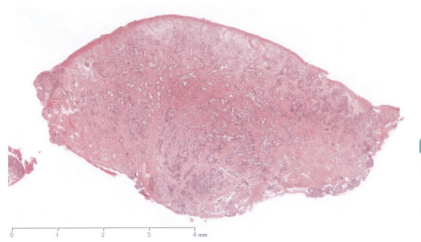

図 A-63
- 軽度隆起性病変で，隆起部は広範囲に皮膚潰瘍を形成している．
- 真皮内には，びまん性に腫瘍細胞が浸潤している．

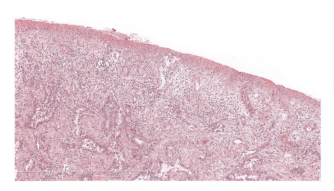

図 A-64
- 表皮が全層欠損し，皮膚潰瘍を形成している病変の真皮には，大小の腫瘍細胞胞巣が形成されている．

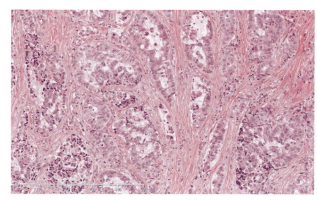

図 A-65
- 核異型性のある上皮細胞が，管腔様の構造を形成しながら浸潤性に増殖している．

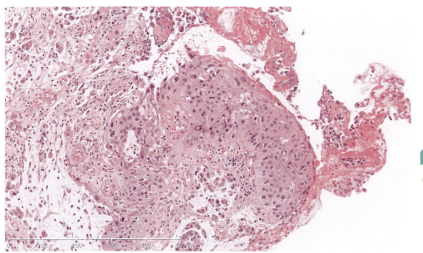

図 A-66
- 標本の辺縁では，表皮内に腫瘍細胞が分布している部位もみられ，そこから真皮内病変が連続して形成されているのがわかる．

症例 4　乳房 Paget 病（mammary Paget's disease），67歳，女性．乳頭と乳輪の紅斑．

バーチャルスライド 017

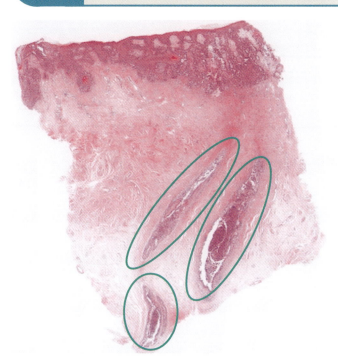

図 A-67
- 表皮および乳管上皮内（丸で囲んだ部分）に腫瘍細胞が増殖している．

Paget 病

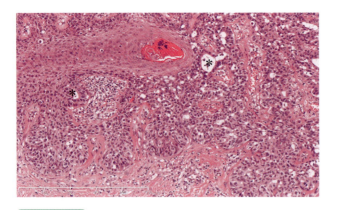

図 A-68
- 表皮内で Paget 細胞が増殖し，一部管腔様構造（＊）を形成している．

図 A-69
- 乳管上皮内でも Paget 細胞が増殖している．

Paget 病の診断には関係がないこの標本の所見

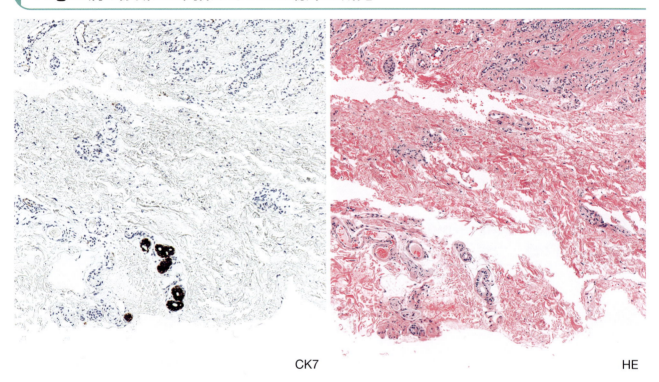

CK7　　　　　　　　　　　　　　　　　　HE

図 A-70
- CK7 では，正常皮膚の何が陽性になるのか HE 標本で確認してみよう．

バーチャルスライド 013　バーチャルスライド 014

4 色素細胞腫瘍

色素細胞母斑,真皮型,Miescher 型
melanocytic nevus, intradermal, Miescher type

色素細胞母斑,真皮型,Miescher 型 の病理診断のポイント

- 顔面の半球状の病変である.
- 真皮網状層で楔状の病変を形成する.
- 母斑細胞の増加が隆起部の真皮網状層と網状層下層にまで分布する.
- 小型均一な母斑細胞が増殖し,maturation※がある.

  ※maturation:真皮上層の母斑細胞よりも,下層の母斑細胞の核のほうが小型になる現象をいう.

症例 46 歳,女性.顔の黒褐色結節　　バーチャルスライド 018

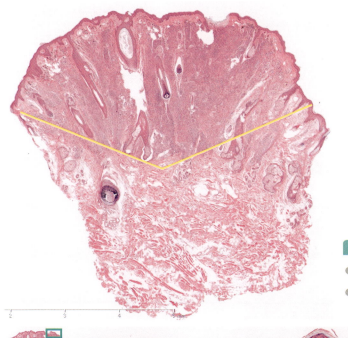

図 A-71
- 真皮網状層で楔状の病変を形成する.
- 母斑細胞の増殖が隆起部の真皮網状層と網状層下層まで分布する.

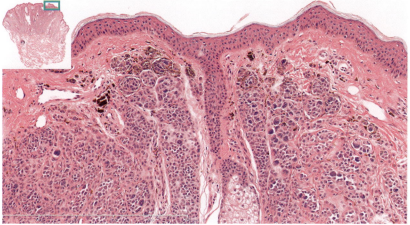

図 A-72
- 表皮内に母斑細胞の集簇はない.
- 真皮浅層で母斑細胞(A 型母斑細胞)が胞巣状に増殖している.
- メラニン産生能がある.

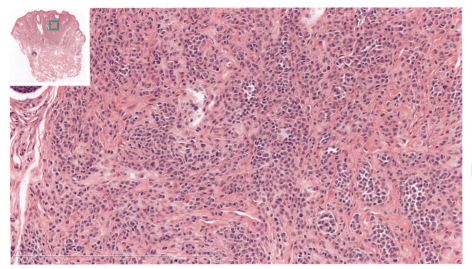

図 A-73
- 真皮中層ではリンパ球様の母斑細胞（B 型母斑細胞）が胞巣を形成せずに増殖している．
- メラニン産生能はない．

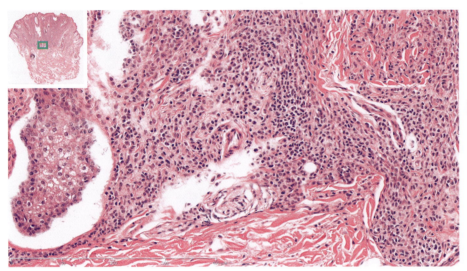

図 A-74
- 真皮下層では Schwann 細胞に類似した紡錘形の母斑細胞（C 型母斑細胞）が胞巣を形成せずに増殖している．メラニン産生能はない．
- 上層の母斑細胞の核とその大きさを比較する（maturation）．

色素細胞母斑の診断には関係ないこの標本の所見

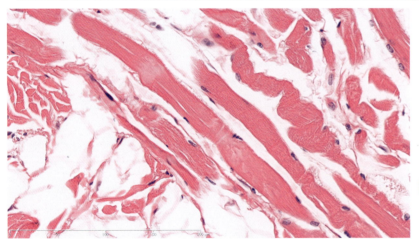

図 A-75
- 顔面の皮下脂肪組織には横紋筋（顔面表情筋）がある．

色素細胞母斑，複合型，Miescher 型
melanocytic nevus, compound, Miescher type

色素細胞母斑，複合型，Miescher 型 の病理診断のポイント

- 顔面の半球状の病変である．
- 真皮網状層で楔状の病変を形成する．
- 母斑細胞の増加が隆起部の真皮網状層と網状層下層にまで分布する．
- 小型均一な母斑細胞が増殖し，maturation がある．

症例 24歳，女性．顔の黒褐色結節

バーチャルスライド 019

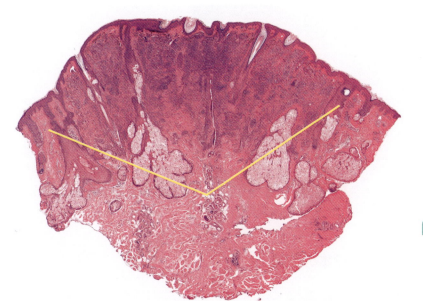

図 A-76
- 真皮網状層で楔状の病変を形成する．
- 母斑細胞の増加が隆起部の真皮網状層と網状層下層まで分布する．

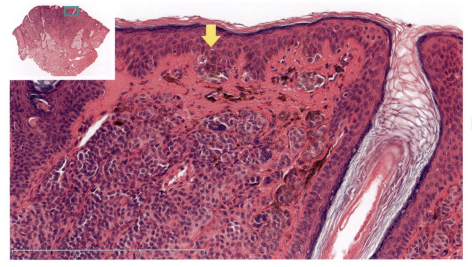

図 A-77
- 表皮内にも母斑細胞が集簇している（矢印）．
- 真皮上層で母斑細胞（A 型母斑細胞）が胞巣状に増殖している．
- メラニン産生能がある．

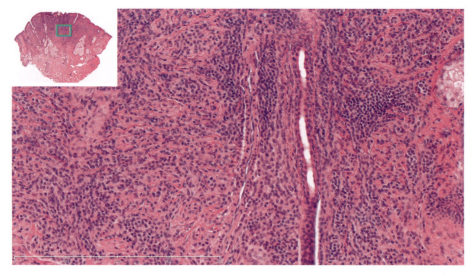

図 A-78
- 真皮中層ではリンパ球様の母斑細胞（B型母斑細胞）が胞巣を形成せずに増殖している．
- メラニン産生能はない．

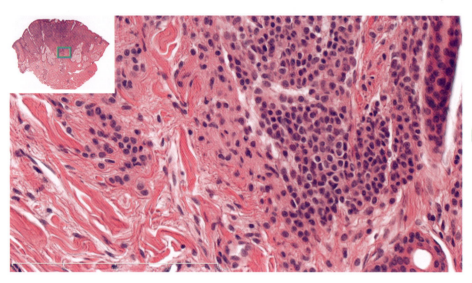

図 A-79
- 真皮下層ではSchwann細胞に類似した紡錘形の母斑細胞（C型母斑細胞）が胞巣を形成せずに増殖している．メラニン産生能はない（maturationの確認）．

色素細胞母斑の診断には関係ないこの標本の所見

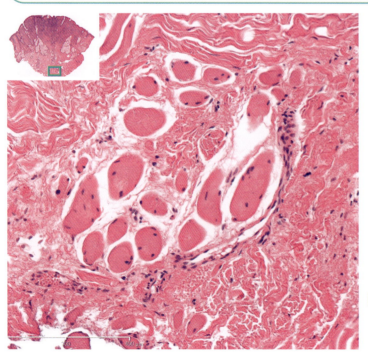

図 A-80
- 顔面の皮下脂肪組織には横紋筋（顔面表情筋）がある．

色素細胞母斑，真皮型，Unna 型
melanocytic nevus, intradermal, Unna type

色素細胞母斑，真皮型，Unna 型 の病理診断のポイント
- 体幹や頭部に好発する軟らかい腫瘤である．
- 乳頭腫状の構築をとる．
- 特徴は，母斑細胞の増加が隆起部内の真皮乳頭層と，その下方の付属器周囲に限局している点である．
- 小型均一な母斑細胞が増殖し，maturation がある．

症例 53歳，男性．体幹の軟らかい皮膚色腫瘍

バーチャルスライド **020**

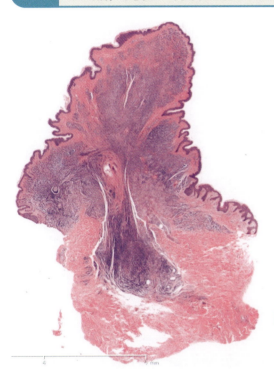

図 A-81
- 母斑細胞の増加が隆起部内の真皮乳頭層と，その下方の付属器周囲に限局している．

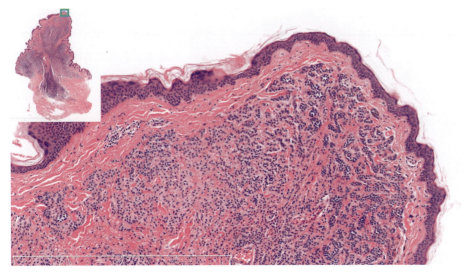

図 A-82
- 表皮内に母斑細胞はない．
- 真皮上層で母斑細胞（A 型母斑細胞）が胞巣状に増殖している．
- メラニン産生能がある．

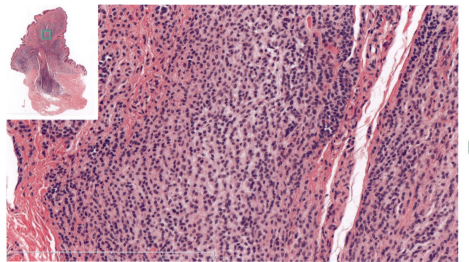

図 A-83
- 真皮中層ではリンパ球様の母斑細胞（B型母斑細胞）が胞巣を形成せずに増殖している．
- メラニン産生能はない．

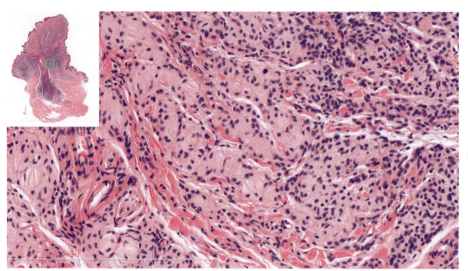

図 A-84
- 真皮下層ではSchwann細胞に類似した紡錘形の母斑細胞（C型母斑細胞）が胞巣を形成せずに増殖している．
- メラニン産生能はない．

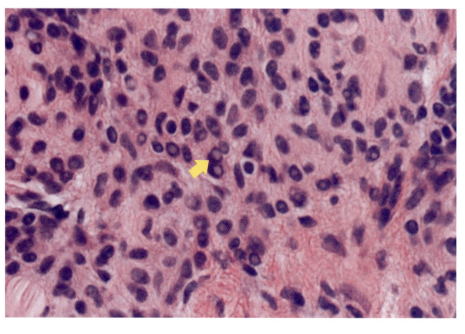

図 A-85
- 母斑細胞には核内偽封入体がある（矢印）．
- 参考：色素細胞様細胞と診断できる所見
  ① 細胞質内に比較的微細なメラニン顆粒をもつ細胞がある．
  ② 表皮内で胞巣を形成する．
  ③ 印環状の核（核内偽封入体）をもつ細胞がある．

色素細胞母斑，接合部型，Clark 型
melanocytic nevus, junctional, Clark type

色素細胞母斑，接合部型，Clark 型 の病理診断のポイント
- 体幹や足に好発する黒褐色斑である．
- 母斑細胞が表皮真皮境界部で増加する．
- 掌蹠では，表皮内の胞巣の上にメラニン柱ができるため，ダーモスコピーでは parallel furrow pattern にみえる．

症例 33 歳，男性．足蹠の黒褐色斑

バーチャルスライド 021

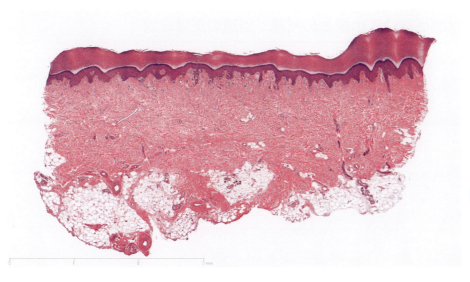

図 A-86
- 足蹠の病変である．
- 病変は表皮内に限局している．

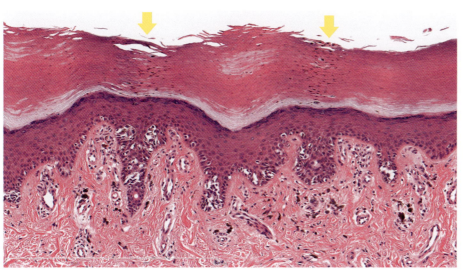

図 A-87
- 表皮内で母斑細胞が胞巣状（細胞 2 個以上の集簇），または孤立性に増殖している．
- 表皮内の胞巣の上にメラニン柱（矢印）がある．

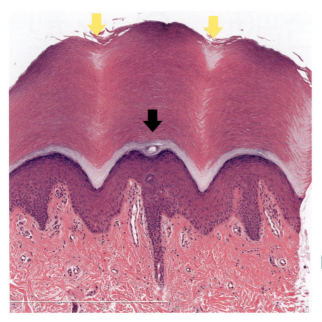

図 A-88

- 皮溝（黄矢印）と皮丘（黒矢印）が交互に配列している．
- 皮丘にはエクリン汗管が開口する．

色素細胞母斑の診断には関係ないこの標本の所見：足蹠の正常皮膚

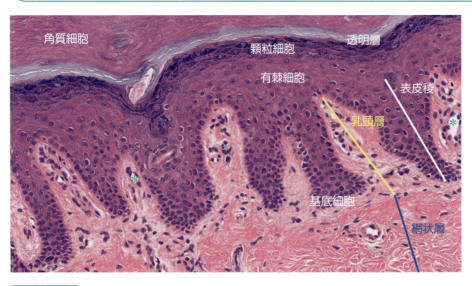

図 A-89

- 表皮角化細胞（ケラチノサイト）の基底細胞・有棘細胞・顆粒細胞・角質細胞を確認しよう．
- 表皮稜がどれかを確認しよう．
- 真皮乳頭層の血管（＊）の分布を確認しよう．
- 真皮乳頭層の膠原線維が，真皮網状層の膠原線維より細いことを確認しよう．
- 手掌足底では，角質層がきわめて厚くその下方に透明層がある．

色素細胞母斑，複合型，Clark 型
melanocytic nevus, compound, Clark type

色素細胞母斑，複合型，Clark 型 の病理診断のポイント

- 体幹や足に好発する黒褐色斑である．
- 母斑細胞が表皮真皮境界部と真皮乳頭層で増加する．
- shoulder lesion，表皮突起の融合（bridging），表皮突起周囲の層状の線維化（lamellar fibrosis）などの組織学的特徴がある．

症例　48 歳，男性．体幹の黒褐色斑

バーチャルスライド 022

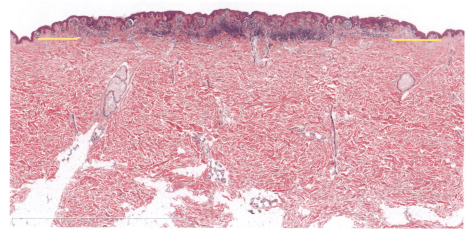

図 A-90
- 母斑細胞が表皮真皮境界部と真皮乳頭層で増殖する．
- 表皮内病変は真皮成分より横に広がる（shoulder lesion；黄色線）．

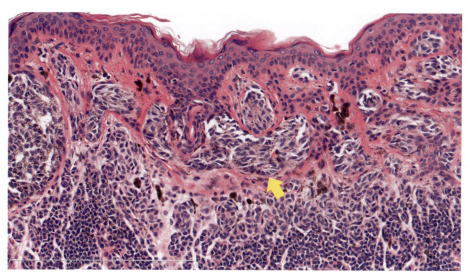

図 A-91
- 隣接する表皮突起が母斑細胞の胞巣で融合する（bridging，矢印）．
- 表皮突起の周囲に層状の線維化がある（lamellar fibrosis）．

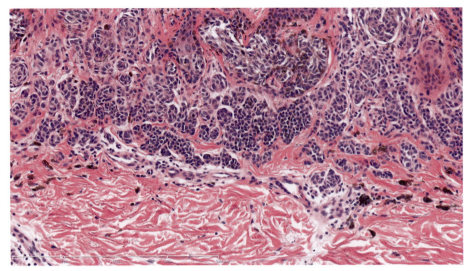

図 A-92
- 真皮浅層までの病変で，A型母斑細胞またはB型母斑細胞がある．
- maturationの確認．

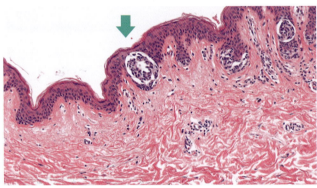
右端

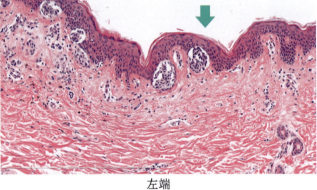
左端

図 A-93
- 両端は母斑細胞の胞巣で境界明瞭に終わっている（矢印）．

色素細胞母斑の診断には関係ないこの標本の所見：有毛部の正常皮膚

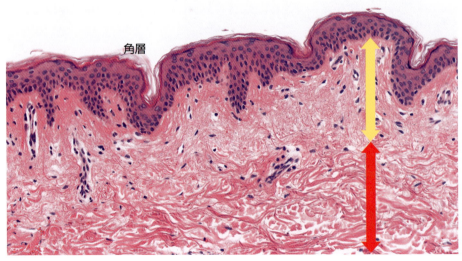

角層

図 A-94
- 有毛部の正常皮膚．
- 表皮の角質層は層状になっている（バスケット様）．白く抜けている部位に脂質が入っている．
- 真皮乳頭層（黄矢印）と真皮網状層（赤矢印）を確認しよう．

口唇メラノーシス
melanosis of the lip

> **口唇メラノーシス** の病理診断のポイント
> - 口唇に好発する黒青色斑である．
> - メラノサイトの増殖はなく，**基底層のメラニンの増加**がある（本来口唇粘膜上皮には，メラニン顆粒はない）．

症例 56歳，女性．口唇の黒青色斑　　バーチャルスライド 023

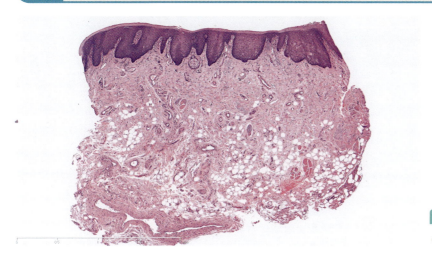

図 A-95
- 口唇の平坦な病変である．

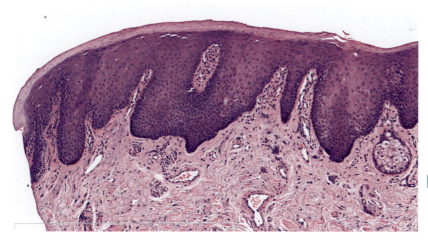

図 A-96
- 顆粒層がないことから皮膚ではなく，口唇粘膜の病変であることがわかる．

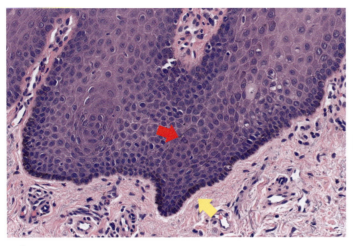

図 A-97
- メラノサイトの増殖はなく，基底層でメラニンが増加している（黄矢印）．
- メラニン顆粒の伝達障害による blockade melanocyte もみられる（赤矢印）．

口唇メラノーシスの診断には関係ないこの標本の所見

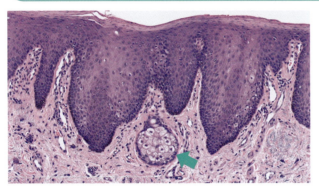

図 A-98
- 独立脂腺がある（矢印）．
- 顆粒層がない（粘膜であるため）．

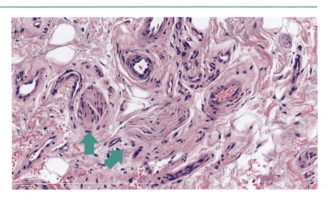

図 A-99
- 末梢神経が多い（矢印）．

真皮の日光性弾力線維症を確認しよう！

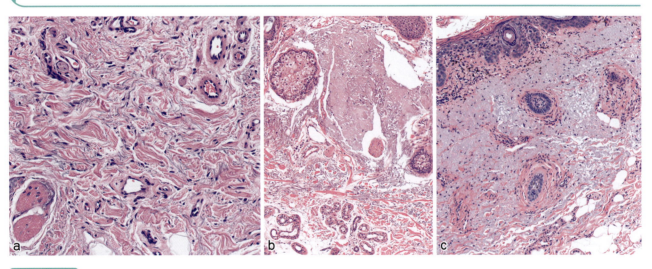

図 A-100
- 高齢者の露光部の粘膜固有層中層（主に口唇）や真皮網状層には，日光性弾力線維症（solar elastosis）がみられる．初期は線維状（a：バーチャルスライド 023）で，次第に結節状の部分が混在〔b：日光角化症 症例 1　バーチャルスライド 004（6 頁）参照〕し，最終的には真皮網状層全体〔c：日光角化症 症例 2　バーチャルスライド 005（7 頁）参照〕が好塩基性に染色されるようになる．弾性線維の変性なので，弾性線維がある真皮網状層にのみにみられ，乳頭層ではみられない．

悪性黒色腫
malignant melanoma

悪性黒色腫 の病理診断のポイント

- サイズは 10 mm 以上であることが多い.
- 表皮内では個別性増殖が主体である.
- 対称性について
  a) 最も病変が厚い部分から左右両端までの距離が不等である.
  b) 表皮の厚さや表皮乳頭の形が不均一である.
  c) 病巣内の腫瘍細胞胞巣分布に偏りがあり,胞巣間の距離やサイズが不均一である.
  d) メラニンの分布(メラノファージを含む)が不均一である.
  e) 炎症性細胞の分布が不均一である.
  f) 胞巣ごとに腫瘍細胞の形が不均一である(紡錘形の細胞から成る胞巣と類円形の細胞から成る胞巣が混在しているなど).
- 表皮内病変の辺縁において腫瘍細胞や胞巣が中心部から連続性(境界明瞭)に終わらず,病巣がスキップしながら(だらだら)終わっている.あるいは両端の終わり方が左右で異なっている.
- 表皮上層から角層内に腫瘍細胞が個別性に存在する.
- 真皮内の腫瘍細胞間に間質がなく,腫瘍細胞同士がひしめくように押し合いへし合って集まっている(シート状).
- 腫瘍層の最下端が不規則に突出しているような形をしている.
- 毛包壁や汗腺導管部の深い部位の壁内に腫瘍細胞が存在している.
- 赤く大きい核小体をもつなどの核異型がある.
- 表皮内と真皮の深いところに異常な分裂像がある.
- 細胞壊死像を複数認める.
- 真皮内病変の浅い部分から真皮の深い部分に行くにつれて,細胞が小型化あるいは紡錘形になっていくような所見(maturation)がない(認めることもある).

症例 1　63歳,男性.躯幹の黒色結節

バーチャルスライド 024

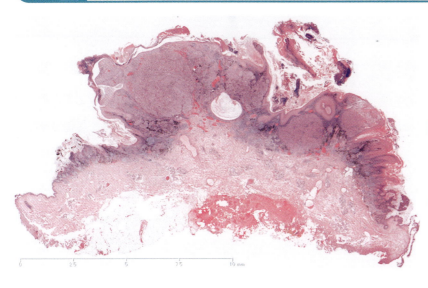

図 A-101
- まず最低の倍率(× 0.69)で悪性黒色腫を疑う所見を探そう.

ヒント
- サイズは?
- 全体の形の対称性は?
- メラニンの分布の対称性は?

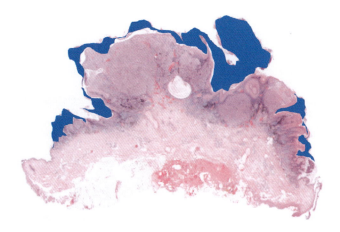

図 A-102
- 病巣全体の形はいびつで対称性はまったくない．
- 角層（青で示した部分）もいびつである．

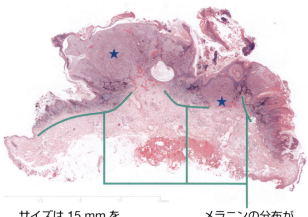

サイズは 15 mm を超えている

メラニンの分布が連続していない

図 A-103
- 腫瘍細胞胞巣のメラニンの量も異なる（★）．
- この時点で悪性を疑う．
- 次に倍率を上げて観察しよう．

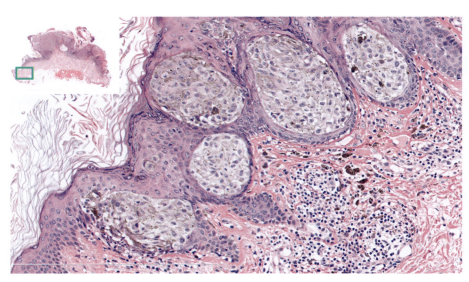

図 A-104
- 倍率を徐々に上げて細部を観察する．
- 倍率×10 で観察しよう．
- 図は病変の左端にある腫瘍細胞胞巣部分である．
- 悪性黒色腫を疑う所見はあるだろうか？

ヒント ・胞巣の中をよく見てみよう．

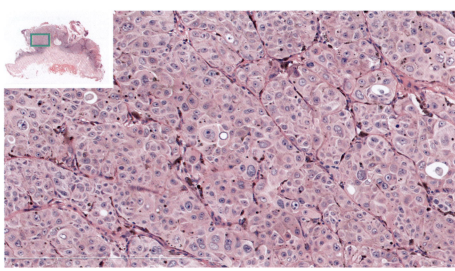

図 A-105
- 病変中央にある大きな胞巣の拡大像である．悪性黒色腫を疑う所見はあるだろうか？

ヒント ・細胞の集まり具合は？
・細胞の異型性は？

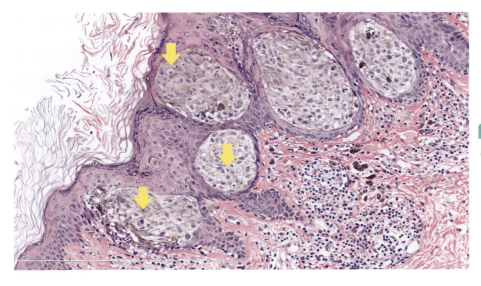

図 A-106
- 左端は境界が明瞭で形の整った胞巣で終わっている．しかし，胞巣の中には核分裂像（矢印）や核小体の大きな細胞を認める．悪性を疑う所見である．

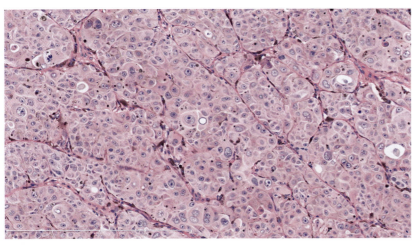

図 A-107
- パンパンに膨れ上がった細胞同士が押し競べをしているようにびっちりと詰まっている．これをシート状増殖と言う．核異型も顕著で分裂像も多数認められる．

症例 2　72歳，女性．背部の扁平隆起性黒褐色斑

バーチャルスライド 025

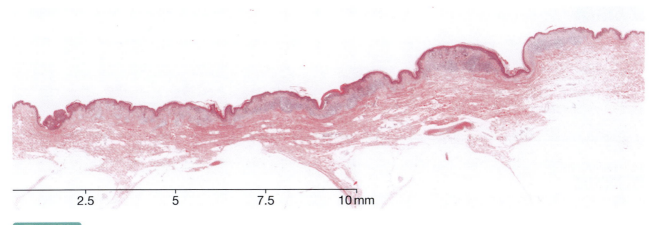

図 A-108
- 倍率×0.57〜1.25 で観察してみよう．弱拡大ではどこに注目すればよいだろうか？

・サイズは？　表皮の厚みの均一性は？
・表皮内病変が最も厚い部分を中心としたときの左右の対称性は？
・真皮内の炎症性細胞浸潤の分布は？

悪性黒色腫

倍率を×2.5に上げて，次のポイントに注目してみよう．

- 表皮内にぼこぼこ穴が開いていないだろうか？
- 腫瘍細胞胞巣は病変全体に均一に分布しているだろうか？
- 腫瘍細胞胞巣と個別性増殖の割合はどうだろうか？

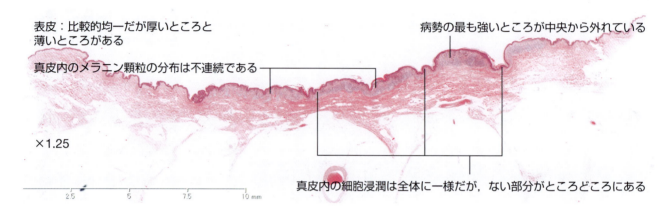

表皮：比較的均一だが厚いところと薄いところがある
真皮内のメラニン顆粒の分布は不連続である
病勢の最も強いところが中央から外れている
真皮内の細胞浸潤は全体に一様だが，ない部分がところどころにある

×1.25

図 A-109

- サイズは 12 mm 以上ある．

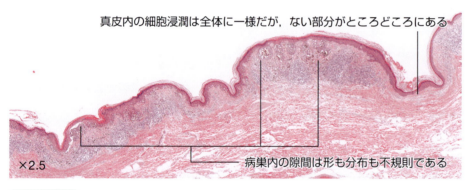

真皮内の細胞浸潤は全体に一様だが，ない部分がところどころにある
病巣内の隙間は形も分布も不規則である

×2.5

図 A-110

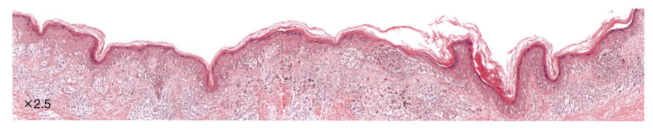

×2.5

図 A-111

- 胞巣形成より個別性増殖が主体である．表皮基底層には液状変性のようにたくさんの穴が開いている．

42 ■ 4 色素細胞腫瘍

症例 3　上皮内悪性黒色腫（malignant melanoma in situ）
59歳，女性．足底の色素斑

バーチャルスライド 026

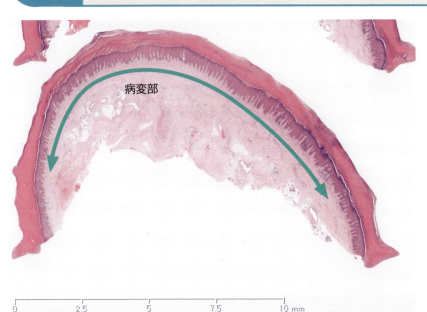

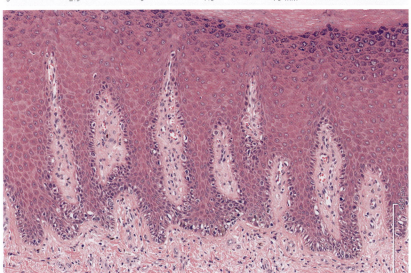

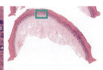

図 A-112

- この標本で悪性黒色腫を疑う所見を3つ挙げてみよう．
  ①サイズが大きい．
  ②個別性増殖（サイズが大きいのに胞巣形成がない）がみられる．
  ③核分裂像を多数認める．

色素細胞の免疫組織学的マーカー

S-100蛋白：色素細胞以外に，Schwann細胞，Langerhans細胞，筋上皮細胞などで陽性．
Melan A：色素細胞全般に陽性．
HMB-45：通常正常色素細胞では陰性．色素細胞母斑の一部と悪性黒色腫の一部で陽性．
MiTF（microphthalamia associated transcription factor）：色素細胞，色素細胞母斑，悪性黒色腫で陽性．

先天性色素細胞母斑，複合型
congenital melanocytic nevus, compound

先天性色素細胞母斑，複合型 の病理診断のポイント

- 母斑細胞が真皮全層あるいは皮下脂肪組織にまで及ぶことがある．
- 真皮の浅層を避けるようにその下方に腫瘍細胞が分布する（真皮型の場合）．
- 血管や毛包や汗腺周囲に母斑細胞が集簇して分布する（炎症性細胞浸潤のようにみえる）．
- 母斑細胞胞巣が付属器上皮内にみられることがある．
- 真皮の膠原線維間に腫瘍細胞が1列に並ぶことがある．
- 病変内の付属器（毛や脂腺など）が巨大化することがある．
- 真皮内の病変は maturation を示す．
- メラニン顆粒の分布は非対称性なことがある．
- メラニン顆粒の分布はびまん性に病巣の深部にも認められることがある．

症例　18歳，男性．背部の黒褐色結節

バーチャルスライド 027

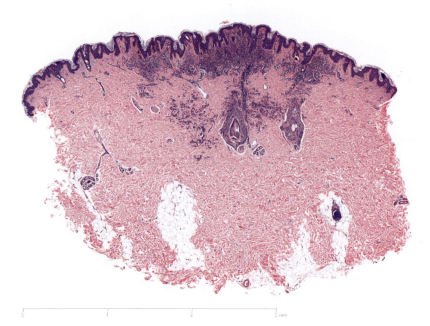

図 A-113

- 小型の病変である．
- メラニンの分布は真皮浅層に強く深部に認めない．
- 真皮浅層から真皮中層にかけて逆三角形の病変である（深いほど細胞数が少ない）．
- 真皮上層に細胞集団の存在しない部位がある（先天性の母斑の特徴）．
- 付属器周囲に炎症性細胞浸潤のような分布を示す（先天性の母斑の特徴）．

5 軟部腫瘍

脂肪腫
lipoma

脂肪腫 の病理診断のポイント

- 成熟脂肪細胞からなる良性の腫瘍で，最も普通にみられる軟部腫瘍である．
- 通常は皮下に存在するが，筋層内に存在するもの（intramuscular lipoma）もある．
- 前額部の脂肪腫は，前頭筋・帽状腱膜下にある（subgaleal lipoma）．
- 薄い線維性被膜で包まれることが多い．
- 成熟した脂肪細胞の増殖からなる結節状病変．
- 通常の脂肪小葉よりも小葉構造が大きい．
- 脂肪腫の脂肪細胞自体は正常の脂肪細胞と区別できない．
- 種々の程度に線維性間質や粘液（ムチン）の沈着をみることがある．
- 線維性間質の量が多いと線維脂肪腫（fibrolipoma），粘液の量が多いと粘液脂肪腫（myxolipoma）と呼ばれることがある．

症例 44歳，男性．背部の皮下腫瘍

バーチャルスライド 028

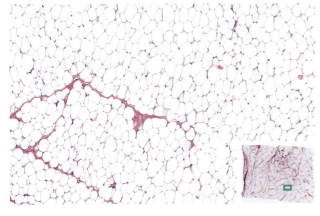

図 A-114

- 通常の脂肪小葉よりも小葉構造が大きい．

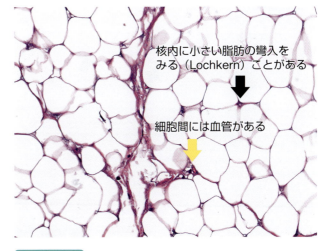

図 A-115

- 脂肪腫の脂肪細胞自体は正常の脂肪細胞と区別できない．
- 脂肪は標本作製時に溶出するため，細胞内は空虚になる．
- 大きな細胞なので，切れる部位によって大小のある細胞にみえる．
- 核は辺縁に押しやられているので，多くの細胞で核はみえない．

線維脂肪腫
fibrolipoma

> **線維脂肪腫** の病理診断のポイント
>
> - **多量の膠原線維を混在するもの**は線維脂肪腫（fibrolipoma）と呼ばれるがバリエーションであり，脂肪腫と別の腫瘍ではない．
> - 同様に，病変内に骨形成を伴う骨脂肪腫（osteolipoma），軟骨形成を伴う軟骨脂肪腫（chondrolipoma），粘液沈着を伴う粘液脂肪腫（myxolipoma）などがある．
> - 紡錘形細胞などの細胞成分が多いときには，紡錘形細胞脂肪腫（spindle cell lipoma）や異型脂肪腫様腫瘍（atypical lipomatous tumor）との鑑別を要する場合がある．

症例 72歳，男性．後頸部の皮下腫瘍   バーチャルスライド 029

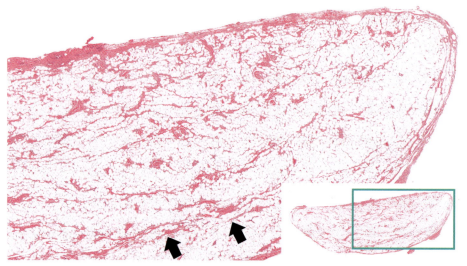

図 A-116
- 線維性被膜で包まれた境界明瞭な結節状病変を示す．
- 結節内に好酸性の線維成分が目立つ（矢印）．

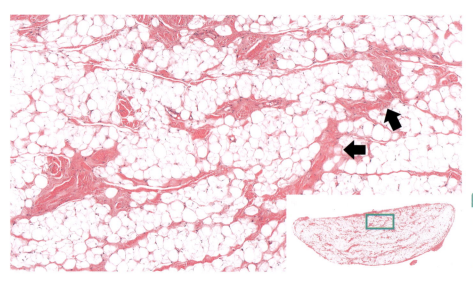

図 A-117
- 脂肪細胞の増殖の間に膠原線維が増加（矢印）する．
- 線維芽細胞は目立たない．

皮膚線維腫
dermatofibroma　　　　　※同義語　良性線維性組織球腫（benign fibrous histiocytoma）

皮膚線維腫 の病理診断のポイント

- 線維芽細胞と組織球，真皮樹状細胞などが増殖する良性腫瘍あるいは腫瘍様病変．さまざまな亜型がある．
- 通常は2cm以下のサイズだが，まれに大型もある．
- 真皮網状層の境界やや不明瞭な結節状病変である．
- 線維芽細胞様の紡錘形細胞と膠原線維が種々の方向に束状に増加し，さまざまな程度に組織球を伴う．
- 辺縁で膠原線維の取込み像がみられることが多い（collagen trapping）．
- 表皮は肥厚して，メラニン色素が増加する．
- 脂肪織へは，隔壁に沿って，星型，ヒトデ型で分布する．

症例 1　41歳，女性．大腿部の褐色皮内結節
バーチャルスライド 030

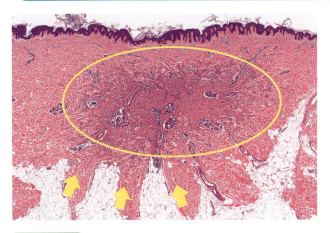

図 A-118
- 真皮内の境界のやや不明瞭な小型の結節状病変である．
- 皮下脂肪組織へは，脂肪隔壁に沿って進展する傾向がある（矢印）．

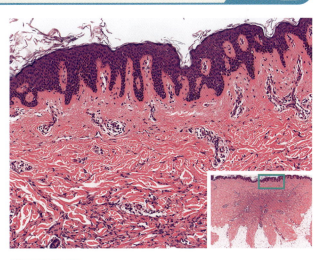

図 A-119
- 表皮は表皮稜の延長で肥厚し，メラニン色素の増加がある．

皮膚線維腫の亜型を知っておこう！

- 富細胞型（cellular type）
- 組織球腫（histiocytoma）
- lipidized type
- 動脈瘤型（aneurysmal type）
- 顆粒細胞型（granular cell type）
- 異型（atypical）＝モンスター細胞を伴う（with monster cells）
- 萎縮型（atrophic type）
- 粘液様（myxoid）
- 深在型（deep type）

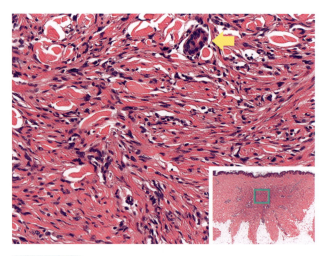

図 A-120
- 紡錘形細胞が膠原線維を混在して束状に種々の方向に増殖している．
- エクリン汗管（矢印）が確認できる．

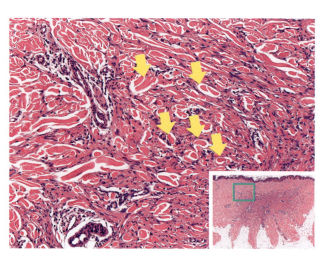

図 A-121
- 腫瘍が周囲の太い膠原線維を取り込むように増殖している（collagen trapping）（矢印）．

症例 2　48歳，女性．大腿部の硬い結節　バーチャルスライド 031

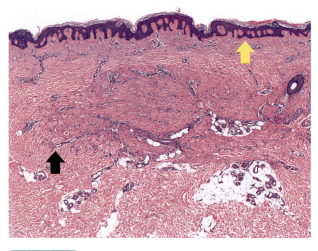

図 A-122
- 真皮内の境界不明瞭な小型の結節状病変である．
- 細胞成分が少なく，膠原線維の増加が目立つ．おそらくかなり時間の経過した病変だろう．
- collagen trapping（黒矢印），およびメラニン色素の増加を伴う表皮肥厚（黄矢印）がみられる．

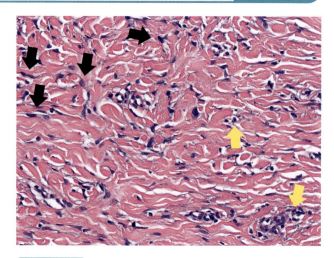

図 A-123
- ここだけを見ると通常の線維化と区別がつきにくい．
- 線維芽細胞様の紡錘形や多角形の細胞が膠原線維を混在して束状に種々の方向に増殖している（黒矢印）．
- リンパ球や組織球の浸潤を伴う（黄矢印）．

立毛筋平滑筋腫
piloleiomyoma, pilar leiomyoma

立毛筋平滑筋腫 の病理診断のポイント

- 皮膚に現れる平滑筋腫には，立毛筋平滑筋腫，血管平滑筋腫，陰部型平滑筋腫があり，それぞれ立毛筋，血管平滑筋，外陰部や乳暈の平滑筋を発生母地とする．
- 共通する平滑筋細胞の特徴としては，細胞境界は明瞭で，膠原線維よりも淡い好酸性に染色される紡錘形の胞体をもち，その中央に両端が鈍な棒状，葉巻型の核をもつ．
- 真皮内の結節や局面で，境界はやや不明瞭である．
- 平滑筋細胞の特徴を持った腫瘍細胞が束状に種々の方向に配列する．
- 腫瘍細胞の核異型性や核分裂像はほとんどない．
- 平滑筋腫で核分裂像を見たときには，悪性の可能性がないか注意する必要がある．

症例 42歳，女性．顔面の皮内結節

バーチャルスライド 032

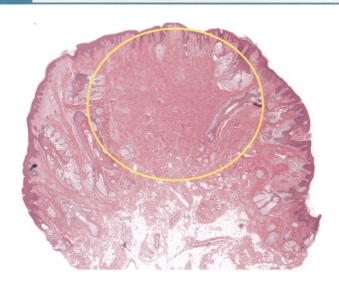

図 A-124
- 真皮内の結節や局面を示す．

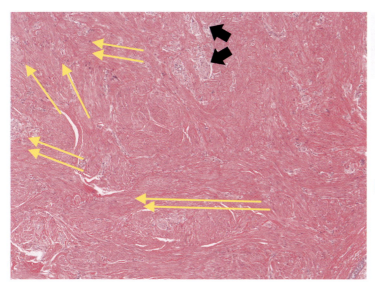

図 A-125
- 好酸性の胞体をもった紡錘形細胞が束状に種々の方向に配列（interlacing bundle pattern）（黄矢印）する．
- 血管（黒矢印）がみられる．

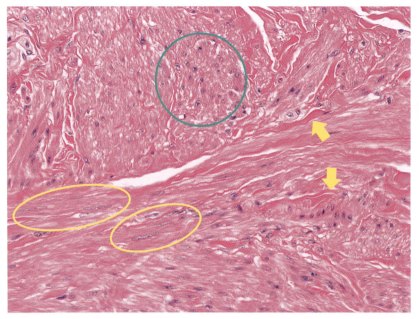

図 A-126
- 紡錘形細胞の核は切片が作られる方向によって，葉巻形になることも円形になることもある．
- 膠原線維はピンク色が強い（矢印）．
- 葉巻形の核（黄色の丸で囲んだ部分）を示す．
- 円形の核（緑色の丸で囲んだ部分）を呈し，周囲の膠原線維より淡い好酸性胞体を有する．

この標本で正常脂腺を確認しよう

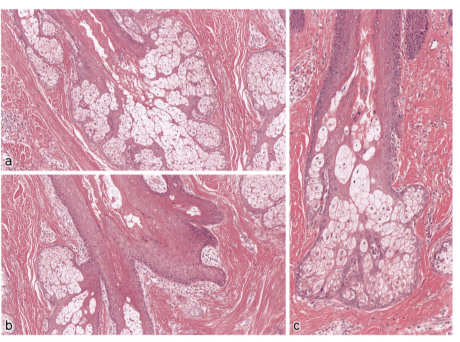

図 A-127
- 脂腺細胞は，細胞質内の空胞と"ホタテガイ状"の核をもつ．その外側には，未分化な細胞が層状に分布している．
- 脂腺導管は，2層の細胞からなる管で内腔に緻密な正角化の角層を伴う．
- 腺近傍ではケラトヒアリン顆粒はない（c）が，毛包漏斗部付近ではケラトヒアリン顆粒を伴う（a）．

血管平滑筋腫

angioleiomyoma

血管平滑筋腫 の病理診断のポイント

- 真皮あるいは皮下の境界明瞭な結節である．
- 成熟した平滑筋細胞が血管を取り巻くように増殖する．
- 腫瘍細胞に異型性や分裂像はない．

症例 62歳，女性．下腿の皮下結節

バーチャルスライド **033**

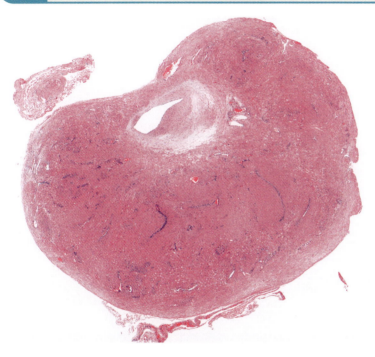

図 A-128
- 核出された境界明瞭な結節性病変を示す．
- 好酸性胞体をもつ平滑筋細胞が増殖するため，弱拡大でも好酸性を示す．

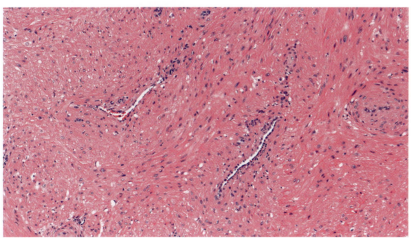

図 A-129
- スリット状の血管の周囲を取り巻くように平滑筋細胞が増殖し，血管と血管の間でも平滑筋細胞が増殖している．

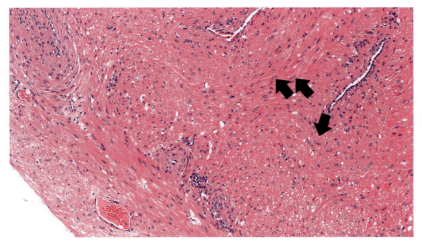

図 A-130
- 腫瘍細胞は，紡錘形の豊富な好酸性細胞質をもち，核は中心に位置する．
- 紡錘形細胞の核は，切片が作られる方向によって，葉巻形になることも，円形になることもある（矢印）．

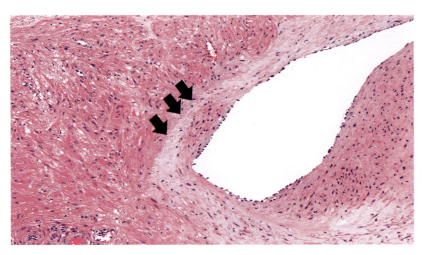

図 A-131
- 内弾性板様の波打った構造があり，この例は既存の動脈壁に発生した腫瘍の可能性がある（矢印）．

筋肉細胞の免疫組織学的マーカー

- Desmin：平滑筋細胞，横紋筋細胞ともに陽性となる中間径線維
- Muscle specific actin (HHF35)：平滑筋細胞，横紋筋細胞，そして筋線維芽細胞に陽性
- α-smooth muscle actin：平滑筋細胞，筋線維芽細胞，そして血管周皮細胞に陽性
- Myoglobin：横紋筋細胞に陽性，横紋筋芽細胞は陰性，非特異反応が強い
- Myogenin, MyoD1：横紋筋芽細胞で陽性
- h-caldesmon：平滑筋細胞および筋上皮細胞で陽性，筋線維芽細胞は陰性
- Calponin：平滑筋細胞，筋上皮細胞，筋線維芽細胞で陽性

化膿性肉芽腫
pyogenic granuloma　　　　※同義語　毛細血管拡張性肉芽腫（granuloma telangiectaticum）

化膿性肉芽腫 の病理診断のポイント

- 口唇，手指に好発する1 cmくらいまで急速に増大する鮮紅色のびらん，易出血傾向の小結節．外傷，虫刺などに対する，一種の反応性血管増殖とも考えられる．
- 隆起性や有茎性の病変で，しばしば表皮襟を伴う．
- 線維性の間質で隔てられた分葉状構築をとり，未熟な毛細血管が結節状に増殖する．内皮細胞には異型性はない．
- 血管内に赤血球があり，血管外にもある．
- びらん，潰瘍を伴うことが多く，炎症細胞浸潤を伴う．

症例　32歳，女性．手掌の紅色結節

バーチャルスライド 034

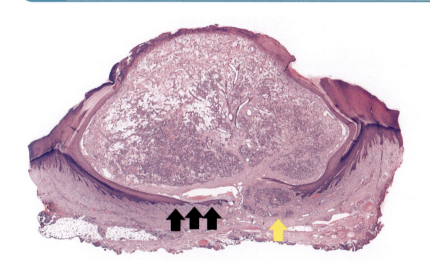

図 A-132
- 掌蹠の有茎性の病変．
- 表皮襟（epidermal collarette）（黒矢印），主病変は突出部にあるが，真皮網状層にも病変がある（黄矢印）．

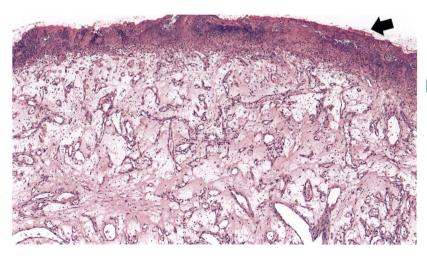

図 A-133
- 病変の上層では，浮腫状の間質を背景に毛細血管が増加し，炎症細胞浸潤がある．この部位は肉芽組織の所見である．
- 表皮は欠損して皮膚潰瘍を形成している．表層には，フィブリンや細菌，炎症細胞とその壊死などがある（矢印）．

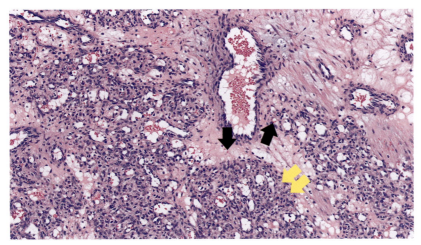

図 A-134
- 未熟な毛細血管が密に結節を作って増生する．
- 毛細血管内や血管外に赤血球がある（黒矢印）．
- 血管内皮細胞，周皮細胞，線維芽細胞などが一塊となっており，それぞれの区別はつけにくい．異型性は乏しい（黄矢印）．

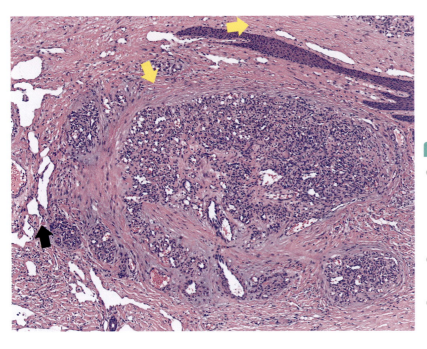

図 A-135
- 結節内でも，血管腔が目立たない未熟な毛細血管の増生部（右側）と，血管腔が明瞭となり，成熟した毛細血管が目立つ部位（左側）がある
- 膠原線維の沈着による線維化により，分葉状の構築を示す（黄矢印）．
- 辺縁には拡張した血管も目立つ（黒矢印）．

血管内皮細胞の免疫組織学的マーカー

- 第Ⅷ因子関連抗原：非特異反応が多い．
- CD34：血管内皮のほか真皮樹状細胞などでも陽性．多くの軟部腫瘍で陽性になる．
- CD31：組織球や血小板とも反応する．
- FLI-1：血管内皮細胞の核内に陽性．Ewing肉腫，未熟神経外胚葉腫瘍，リンパ芽球性リンパ腫でも陽性．
- D2-40：リンパ管内皮細胞のマーカー．中皮腫や胚細胞腫でも陽性になる．

神経線維腫
neurofibroma

神経線維腫 の病理診断のポイント

- Schwann 細胞，神経周膜細胞様の細胞，線維芽細胞などの増殖からなる良性末梢神経鞘腫瘍である．
- 皮層限局型，皮膚びまん型，神経内限局型，蔓状型など多様な臨床病理像を示す．
- 神経線維腫症Ⅰ型と関連しない単発の皮層限局型が最も多い．
- 真皮内の結節や局面で，境界はやや不明瞭で被膜はない（皮膚限局型の特徴）．
- 繊細な膠原線維と粘液状基質を背景に紡錘形細胞の増殖を認める．
- 腫瘍細胞の核は紡錘形で，魚の断面のような形やS字型に屈曲していることが特徴で，多形性や分裂像は乏しい．
- 毛細血管の増生があり，肥満細胞を混在する．

症例 73歳，男性．背部の皮膚色結節

バーチャルスライド **035**

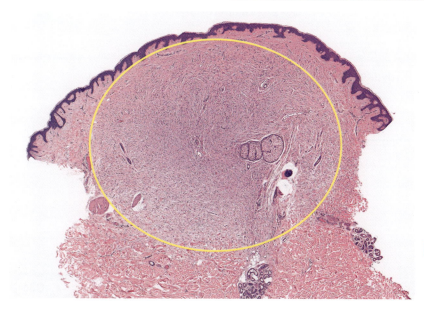

図 A-136
- 真皮内の境界やや不明瞭な病変．
- 被膜は存在しない．

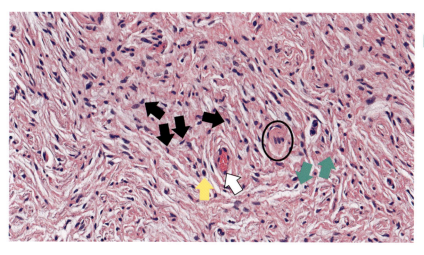

図 A-137
- 紡錘形細胞には，Schwann 細胞への分化をもつ細胞と線維芽細胞様の細胞が主に存在するが，HE染色では区別は難しい．
- 波打った核や勾玉状の核をもつ腫瘍細胞で，細胞質は不明瞭(黒矢印)．肥満細胞(黄矢印)，血管(白矢印)，小型の末梢神経(丸で囲んだ部分)．間質は繊細な膠原線維と粘液が沈着(緑矢印)．

6 リンパ球腫瘍

菌状息肉症，扁平浸潤期
mycosis fungoides, plaque stage

菌状息肉症 の病理診断のポイント

- 表皮向性のパターン
  - ①リンパ球が集族する Pautrier 微小膿瘍(Pautrier microabscess)が特徴的である．
  - ②基底層に列をなして浸潤することもある(basilar epidermotropism)．
  - ③微小膿瘍を形成しないで孤立性に浸潤することもある(disproportionate epidermotropism)．
- リンパ腫瘍細胞の形態
  - ①異形細胞は小型から中型のくびれが強い核を有する(cerebriform or convoluted nuclei)．
  - ②核周囲が明るく抜けてみえるリンパ球が表皮内にみられる(haloed lymphocyte)．
  - ③表皮内浸潤のリンパ球が真皮内リンパ球よりも大型のことが多い(emperor sign)．
- 炎症性皮膚疾患との鑑別に役立つ所見
  - ①表皮内のリンパ球浸潤は spongiosis を伴わない．
  - ②表皮角化細胞(ケラチノサイト)の壊死(dyskeratotic cell)がみられない．
  - ③基底細胞，基底層の変性がない．
- 真皮での注目すべき変化
  - ①真皮上層に線維化がみられる(wiry fibrosis or coarse collagen bundle)．
  - ②リンパ球の浸潤は下記パターンが代表的である．
    band-like
    superficial perivascular
    patchy-lichenoid

症例 55歳，男性．全身に多発する紅斑

バーチャルスライド 036

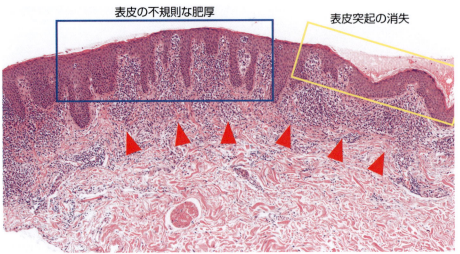

図 A-138
- 表皮は不規則に肥厚している場合や，表皮突起が消失し萎縮している場合などさまざまである．
- 真皮浅層に帯状，または巣状に単核細胞が浸潤している(矢頭)．

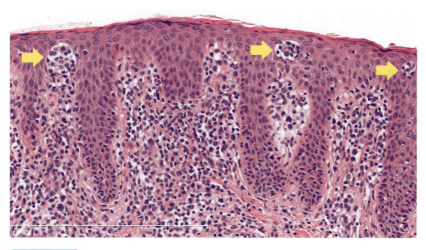

図 A-139
- 菌状息肉症では紅斑期，局面期，腫瘍期と進むに従い，表皮内への細胞浸潤は減少し，真皮内への浸潤が多くなる．また，個々のリンパ腫細胞の異型も目立ってくる．Level B の 2 症例(105，106 頁参照)と比較してみよう．
- 菌状息肉症では，一般的に，表皮内に dyskeratotic cell はみられない．基底層の変性はみられない．
- Pautrier 微小膿瘍(矢印)．3 個(ないし 4 個)以上のリンパ球集簇で，周囲に spongiosis を伴わない．菌状息肉症に特徴的であり診断的意義が高いが，出現頻度は低い．他のリンパ腫でも同様の所見を示すことがある．

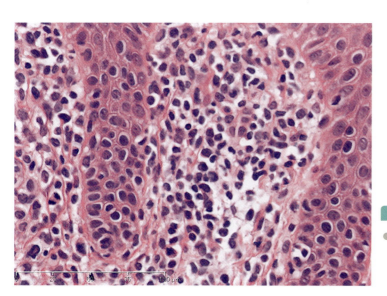

図 A-140
- リンパ腫細胞の核は中型からやや大型でクロマチンに富み，くびれを有するが，異型が軽度でリンパ腫細胞と認識できない場合も多い．

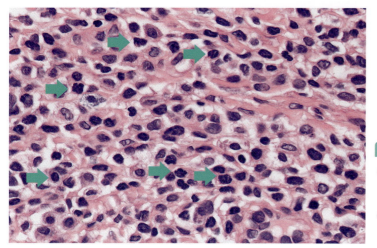

図 A-141
- 別症例の HE 染色所見．この症例では核の形態異常がわかりやすい．
- 小型から中型でクロマチンが濃い核の細胞が多く，くびれが強い核もかなりみられる(矢印)．

木村病（皮膚偽リンパ腫）
Kimura's disease (cutaneous pseudolymphoma)

木村病（皮膚偽リンパ腫）の病理診断のポイント

- 弱拡大所見
  ① 真皮の深層から皮下脂肪織に結節状のリンパ球浸潤がみられる．
  ② リンパ濾胞が発達し，胚中心の過形成がみられる．
  ③ マントル帯の肥厚がみられる．
  ④ リンパ濾胞間，濾胞周囲に線維増生がみられる．
- 強拡大所見
  ① リンパ濾胞を形成しているリンパ球に異型はない．
  ② 好酸球がリンパ濾胞周囲組織に浸潤しており，胚中心への浸潤もみられる．
  ③ リンパ濾胞周囲および胚中心での血管増生を示す．
  ④ 胚中心に蛋白沈着がみられる．

症例　38歳，男性．左耳前部の結節　バーチャルスライド 037

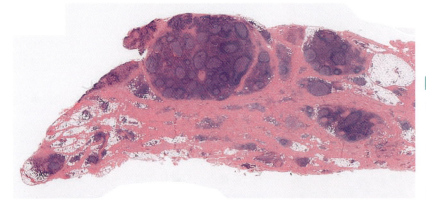

図 A-142
- 真皮深層から皮下組織に結節状にリンパ球浸潤がみられる．
- 細胞浸潤巣の境界はかなり明瞭である．
- 周囲には線維増生を伴う．

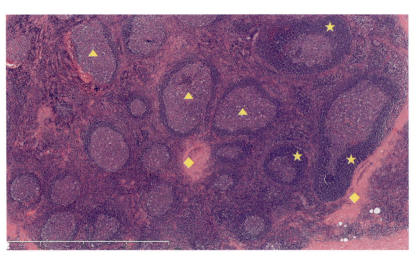

図 A-143
- 浸潤しているリンパ球はリンパ濾胞形成が明瞭である．
- 胚中心が発達し（▲），マントル帯は肥厚している（★）．リンパ濾胞周囲組織では線維増生がみられる（◆）．

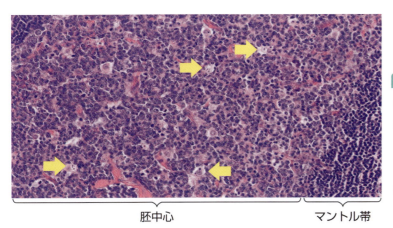

図 A-144
- 胚中心では血管の増生が目立つ．
- 胚中心は主に大型卵円形の核と明瞭な核小体を有する centroblast であり，tingible body macrophage も散見される（矢印）
- マントル帯の細胞にも異型はない．

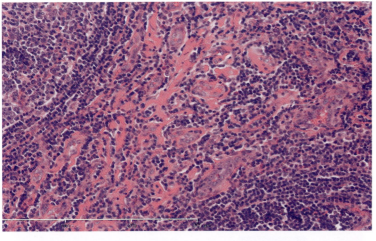

図 A-145
- リンパ濾胞間に血管の増生が著明にみられる．

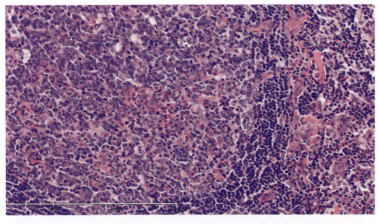

図 A-146
- 胚中心およびリンパ濾胞周囲に好酸球が多数浸潤している．

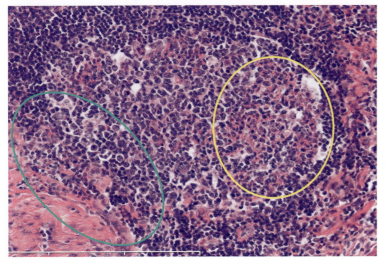

図 A-147
- 胚中心には好酸性物質の沈着がみられ（proteinaceous deposit：黄色の丸で囲んだ部分），濾胞構造の変性（folliculolysis：緑色の丸で囲んだ部分）もみられる．

木村病（皮膚偽リンパ腫）

木村病と鑑別を要する疾患

- **悪性リンパ腫**：濾胞性リンパ腫，Hodgkin リンパ腫，血管免疫芽球性 T 細胞リンパ腫，節外性辺縁帯リンパ腫など
- Castleman 病
- 皮膚病性リンパ節症
- angiolymphoid hyperplasia with eosinophilia

炎症細胞を同定してみよう！　好酸球

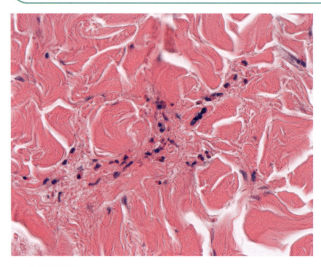

図 A-148
- この標本には，多数の好酸球がみられるので確認しよう．
- 好酸球は，HE 染色で赤く染色される細胞質をもち，二分葉あるいは単核の細胞である．

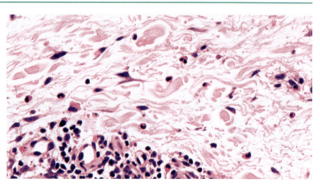

図 A-149
- このバーチャルスライドにはない別標本を示す．
- 三分葉以上の分葉をすることはない．

レベル **B**

1 表皮腫瘍	62
2 毛包脂腺腫瘍	67
3 汗腺腫瘍	82
4 色素細胞腫瘍	83
5 軟部腫瘍	92
6 リンパ球腫瘍	104

1 表皮腫瘍

脂漏性角化症，クローン(胞巣)型
seborrheic keratosis, clonal (nested) type

脂漏性角化症，クローン(胞巣)型 の病理診断のポイント
- 小型の基底細胞様細胞が表皮内で胞巣を形成して増殖する．
- 腫瘍細胞の細胞質内には，メラニン顆粒の増加があることがある．
- 偽角質嚢腫を伴う．
- 肥厚型や網状型の脂漏性角化症を合併することが多い．

症例 60歳，女性．背部の隆起性茶褐色斑　　バーチャルスライド 038

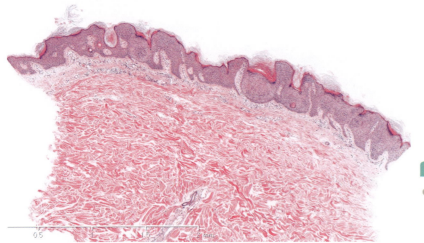

図B-1
- 小型の基底細胞様細胞が表皮内で胞巣を形成して増殖し，表皮が肥厚している．

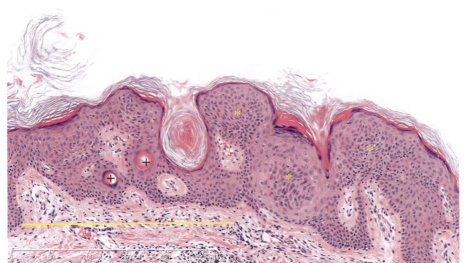

図B-2
- 基底細胞様細胞が表皮内で胞巣を形成して増殖(＊)する．
- 偽角質嚢腫を伴う(＋)．
- 肥厚型の脂漏性角化症を合併している(黄線部)．

脂漏性角化症の診断には関係ないこの標本の所見

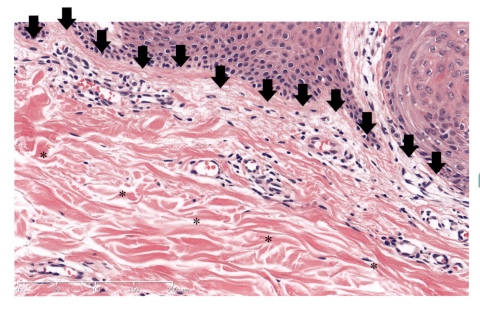

図 B-3
● 細い線維状の膠原線維で構成される真皮乳頭層（矢印）と太い膠原線維で構成される真皮網状層（＊）を区別してみよう．

 ## 脂漏性角化症の亜型を知ろう

　脂漏性角化症は，基本的に核の形態や大きさがほぼ均一な基底細胞様細胞の増殖で，表皮が厚くなる腫瘍であるが，その全体構築などからいくつかの亜型が知られている．

- 肥厚型（acanthotic type）：脂漏性角化症の基本的な病型であり，網状型から進展した病型である．腫瘍細胞は広い腫瘍細胞索を形成したり，シート状に増加する〔Level A 脂漏性角化症（2頁）参照〕．
- 過角化型あるいは指状型（hyperkeratotic type or digitated type）：病変は過角化と乳頭腫症を伴い，外方へ手指状に突出する．有棘細胞様の腫瘍細胞の増加を伴うことが多く，メラニン顆粒がみられないことも多い．
- 網状型（reticulated type）：基底細胞様の腫瘍細胞が，2列に連なって索状構造を形成する．腫瘍細胞索は網目状に配列する．
- クローン型あるいは胞巣型（clonal type or nested type）：表皮内に境界明瞭な類円形の腫瘍細胞胞巣が形成される．胞巣を構成する細胞は基底細胞様のことも有棘細胞様のこともあるが，細胞質内にメラニン顆粒を有することが多い〔Level B 脂漏性角化症（62頁）参照〕．
- 被刺激型（irritated type）：内向発育を示すことも多く，真皮上層に帯状の強い炎症細胞浸潤を伴う．棘融解や表皮細胞の壊死を伴うこともある．病変内には有棘細胞様細胞が渦巻き状に分布する squamous eddy を伴うことが多い．
- 黒色表皮腫（melanoacanthoma）：病変内に樹枝状突起を有する色素細胞の増殖を伴っている．

これらの亜型が，各病変では，種々の程度に混在していることが多い．

有棘細胞癌
squamous cell carcinoma

> **有棘細胞癌** の病理診断のポイント
> - 核異型性のある角化細胞の不規則な増殖を示す．
> - 腫瘍細胞は真皮網状層に及ぶ．
> - 病変被覆表皮や周辺表皮には，日光角化症や Bowen 病などの上皮内有棘細胞癌（squamous cell carcinoma in situ）が確認できることが多い．

症例 1　84 歳，男性．左耳介の結節　　バーチャルスライド 039

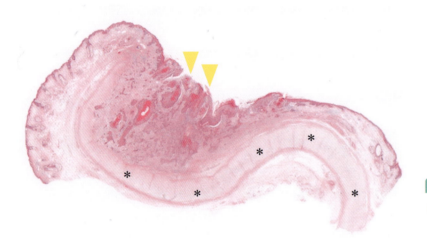

図 B-4
- 軟骨組織（＊）を伴う組織で，皮膚潰瘍（矢頭）を伴う結節状の病変がある．

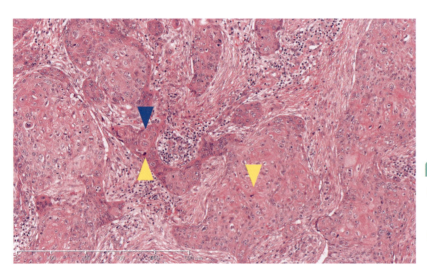

図 B-5
- 核異型性のある角化細胞が，真皮網状層にまで浸潤している．
- 壊死した腫瘍細胞（黄色矢頭）や個細胞角化した細胞（青矢頭）がある．

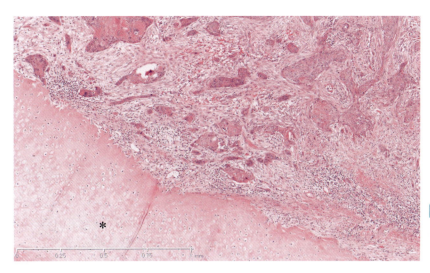

図 B-6
- 軟骨(＊)近傍の深部では，小型の腫瘍細胞胞巣が浸潤性に増殖している．

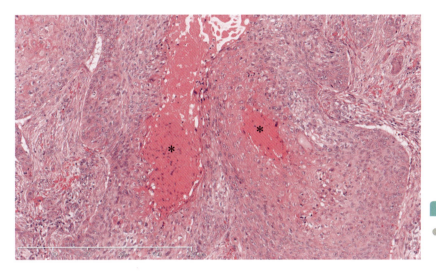

図 B-7
- 塊状壊死(necrosis en masse：＊)を伴う部位もある．

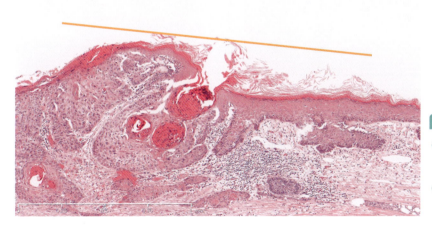

図 B-8
- 病変辺縁の表皮には，日光角化症と診断できる部位(オレンジ線)もある．
- 真皮内の腫瘍胞巣は，日光角化症から連続して形成されている．

症例 2　74歳，男性．右下腿の浸潤性紅斑性局面

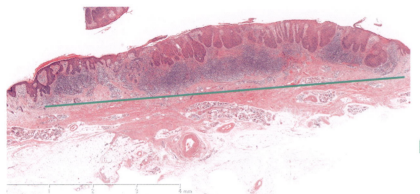

図 B-9
- 表皮は不規則に肥厚し，その下方には帯状の炎症細胞浸潤（緑線）を伴う．

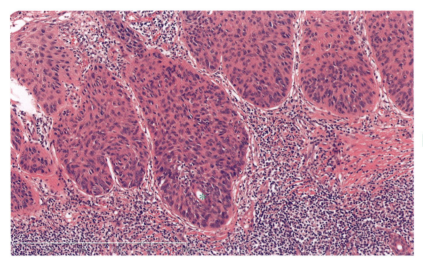

図 B-10
- 核異型性のある角化細胞の不規則な増加で表皮は肥厚している．
- 汗管上皮内（＊）でも腫瘍細胞の増殖がある．
- Bowen病と診断できる所見である．

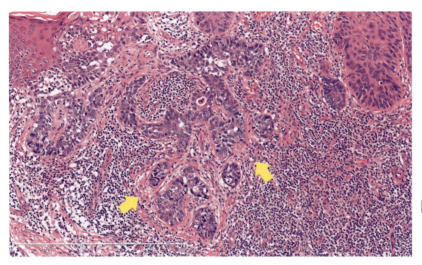

図 B-11
- 一部の腫瘍細胞は，真皮網状層へも浸潤している．

2 毛包脂腺腫瘍

基底細胞癌，結節型
basal cell carcinoma, nodular type

基底細胞癌，結節型 の病理診断のポイント

- 真皮内の**境界不明瞭な病変**で，いくつかの好塩基性の結節状腫瘍塊で構成される．
- 腫瘍塊辺縁の細胞は**柵状配列**を示し，**腫瘍塊と間質の間に裂隙**が存在する．
- 腫瘍間質は，さまざまな程度に**ムチン沈着**を伴い，リンパ球，線維芽細胞が存在し，肉芽状を呈する．

症例 75歳，男性．左前腕結節

バーチャルスライド **041**

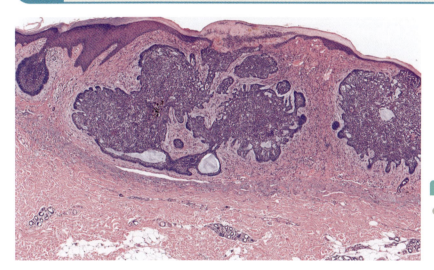

図 B-12
- 真皮内の境界不明瞭な病変で，不規則でさまざまな形状のいくつかの好塩基性結節状腫瘍塊で構成される．

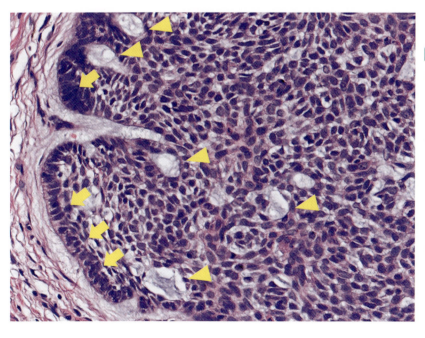

図 B-13
- 腫瘍塊辺縁の細胞は，円柱状で**柵状配列**を示し（矢印），腫瘍塊と間質の間に裂隙が存在する．
- 腫瘍塊を構成する細胞は，**細胞質の乏しい好塩基性細胞**で，比較的均一で異型性や分裂像は目立たない（まれに症例によっては，大型で異型性が目立つ場合もある）．
- **腫瘍塊内にムチンの沈着**がある（矢頭）．ただし，その程度は症例によってさまざまである．それが顕著な場合は，腺腫様，嚢腫様となる．

比較してみよう！　結節型基底細胞癌と胎生期毛芽

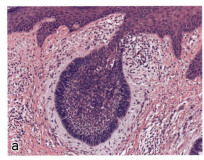
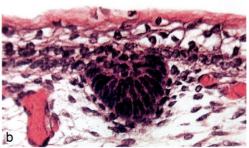

図 B-14

- a は結節型基底細胞癌を示す．
- b は胎生期毛芽を示す（Ackerman AB, et al: Neoplasms with follicular differentiation. Ardor Scribendi, Newyork, 2001 より転載）．
- 結節型基底細胞癌の腫瘍塊辺縁の細胞が，円柱状で柵状配列する様子は，胎生期毛芽の辺縁細胞のそれに似る．

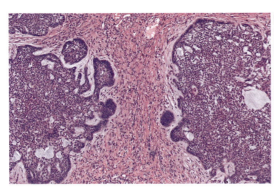
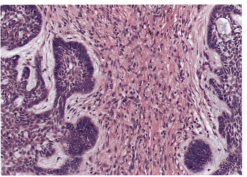

図 B-15

- 腫瘍間質は，ムチン沈着を伴ったリンパ球，線維芽細胞が存在し，肉芽状を呈する．

ムチン（粘液）について

　HE 染色にて，膠原線維間などに好塩基性細線維状物質としてみられるものがムチン（粘液）である．ムチンはもともと上皮細胞から分泌される粘液の主成分である糖蛋白のことを言う．真皮の膠原線維間にある基質は，ムコ多糖類で構成されており，これもムチンと呼ばれる．真皮におけるその主成分は，線維芽細胞の産生するヒアルロン酸である．上述のように，真皮のムチンは，HE 染色では好塩基性細顆粒状物質として染色されるが，アルシアンブルー染色（pH 2.5）や，コロイド鉄染色では青く染色される．

　腫瘍性疾患では，基底細胞癌で腫瘍胞巣内とその周囲に，毛芽腫では，腫瘍間質内に存在する．そのほか，皮膚混合腫瘍や皮膚粘液癌などの汗腺腫瘍の間質でもしばしば多量のムチンの貯留が観察される．これらのなかで，皮膚粘液癌は腫瘍細胞の分泌する上皮性ムチンの沈着で，その貯留形態は異なる．基底細胞癌や毛芽腫におけるムチンは，腫瘍細胞が産生するヒアルロン酸の可能性が高い．さらに，神経線維腫や神経鞘腫，神経鞘粘液腫などの末梢神経鞘腫瘍，粘液型脂肪肉腫などの軟部腫瘍でも，著明なムチンの貯留がみられることがある．炎症性疾患では，環状肉芽腫や，皮膚紅斑性狼瘡で真皮網状層に著明なムチンの貯留が観察される．ムチンの貯留が著明な部位では，しばしば肥満細胞の浸潤がみられることも知られている．これらの亜型が各病変で種々の程度に混在していることが多い．

毛芽腫/毛包上皮腫
trichoblastoma/trichoepithelioma

毛芽腫/毛包上皮腫 の病理診断のポイント

- 真皮または皮下組織に及ぶ境界明瞭な病変で，多数の好塩基性の腫瘍塊で構成される．
- 腫瘍塊は，小型の均一な毛芽細胞様細胞で構成され，腫瘍塊辺縁では核の柵状配列がみられる．
- さまざまな程度に毛包分化がある（一般的なものは，未熟な毛芽・毛乳頭の存在である）．
- 最も診断の手掛かりとなる所見は，腫瘍塊を取り囲むように増生する，繊細な膠原線維と間質細胞からなる間質成分である．
- しばしば，その腫瘍間質と周囲間質との間に裂隙が存在する．

症例 1　87歳，女性．左下腿皮膚結節　バーチャルスライド 042

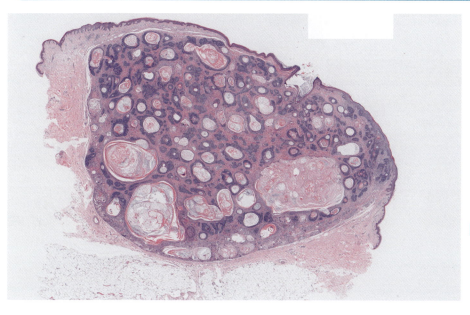

図 B-16
- 真皮または皮下組織に及ぶ境界明瞭な病変で，多数の好塩基性の腫瘍塊で構成される．

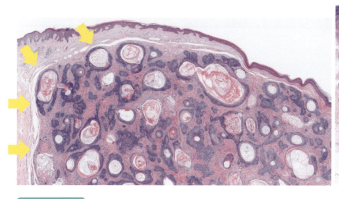
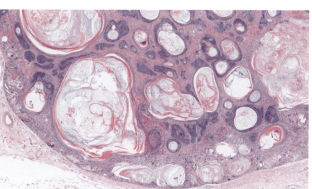

図 B-17
- 腫瘍塊を取り囲むように増生する腫瘍間質と周囲間質との境界は明瞭であり，しばしばその間に裂隙（矢印）が存在する．

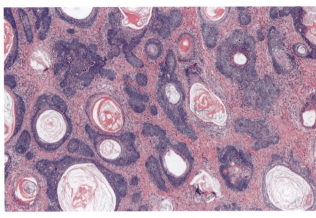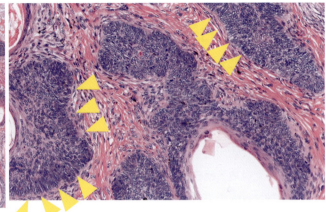

> **図 B-18**
- 腫瘍塊は，均一な毛芽細胞様細胞で構成され，腫瘍塊辺縁では核の柵状配列がある（矢頭）．
- 毛芽細胞様細胞は，症例によって，小型だったりやや大型の細胞であったりする．この症例では，やや大型．

比較してみよう！　毛芽腫／毛包上皮腫と基底細胞癌

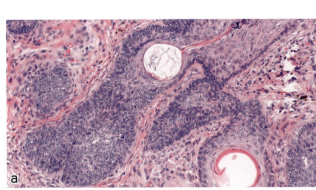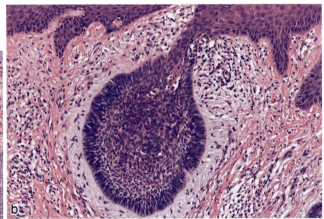

> **図 B-19**
- a は毛芽腫／毛包上皮腫（本症例）である．
- b は結節型基底細胞癌を示す． バーチャルスライド **042**
- ともに毛芽細胞の腫瘍と考えられている毛芽腫／毛包上皮腫と結節型基底細胞癌の腫瘍塊の構成細胞，柵状配列の所見はお互い似ている．
- 両者は，病変の境界が明瞭か不明瞭かの相違があるが，その鑑別には，後述する次へのステップが必要である．

病理診断能力向上のための次へのステップ

特徴的な腫瘍間質に注目しよう！

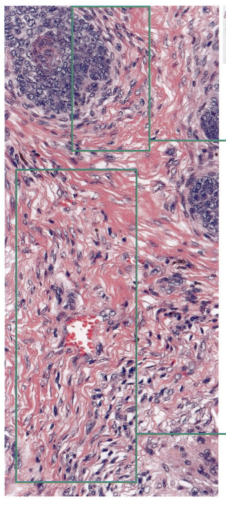
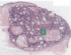

密に分布する卵型間質細胞で，毛乳頭細胞や，胎生期毛芽周囲の間質細胞に似る．

繊細な波状の膠原線維を伴う，細長い間質細胞で，成熟毛包周囲の間質細胞に似る．

図 B-20
- 毛芽腫／毛包上皮腫の豊富な間質細胞は2種類ある．

さまざまな毛包分化を見つけてみよう！

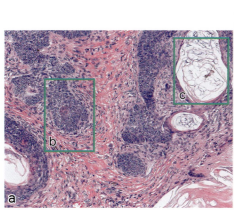
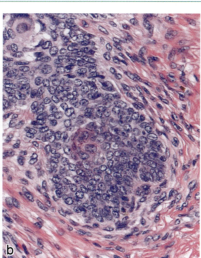
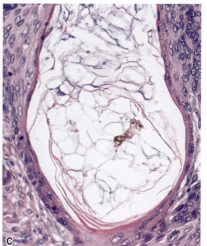

図 B-21
- b に未熟な毛芽-毛乳頭様構造を示す．
- c は毛包漏斗部嚢腫構造（層状のケラチンとケラトヒアリン顆粒）である．

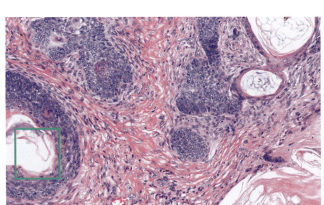
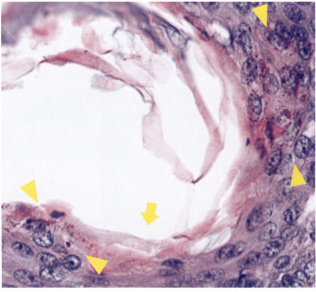

図 B-22

- 内毛根鞘への分化を示す．
- 好酸性のトリコヒアリン顆粒(矢頭)と青灰色のケラチン(矢印)が確認できれば，内毛根鞘への分化とみなすことができる．

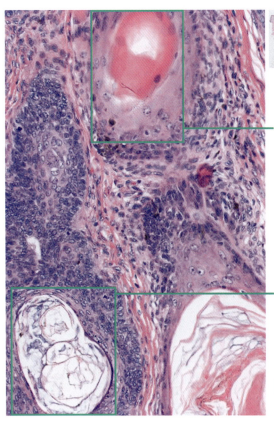
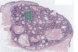

内部が密で均一な好酸性ケラチンは，毛包峡部への分化を示す
(ケラトヒアリン顆粒はないか，あっても微細)

内部が層状のケラチンは，毛包漏斗部への分化を示す
(ケラトヒアリン顆粒は豊富)

図 B-23　Level A の復習

- 毛芽腫／毛包上皮腫内の角質囊腫構造も 2 種類ある．

症例 2 68歳，女性．背部皮下腫瘤

バーチャルスライド 043

毛芽腫/毛包上皮腫 の病理診断のポイント（補足）

- 毛包分化の程度は，症例によりさまざまである（あまり認めないものから，顕著なものまで）．あまり認めないものは，結節型基底細胞癌との鑑別が問題となる．
- その場合においても，最も診断の手掛かりとなる所見は，腫瘍塊を取り囲むように増生する繊細な膠原線維と間質細胞からなる間質成分である．

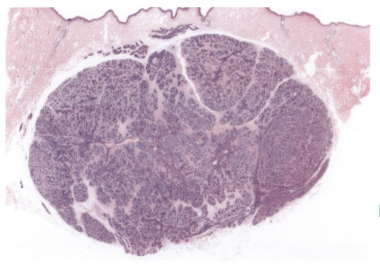

図 B-24
- 真皮から皮下組織に及ぶ境界明瞭な病変で，多数の好塩基性の腫瘍塊で構成される．

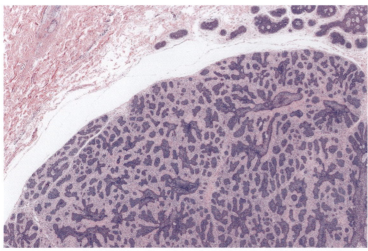

図 B-25
- 部分的に小腫瘍塊のはみ出しがあるが，腫瘍塊周囲に増生する腫瘍間質と周囲間質との境界は明瞭であり，その間に裂隙がある．

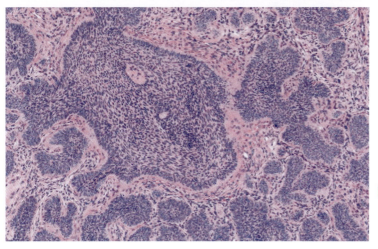

図 B-26
- しかし，この症例では，あまり明瞭な毛包分化はみられない．

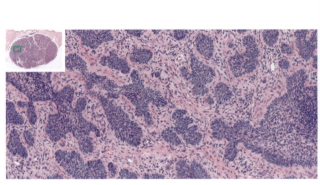
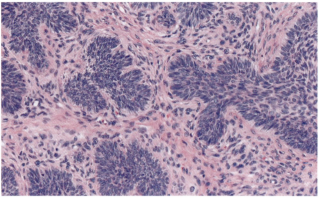

図 B-27

- 腫瘍塊を取り囲むように増生する，繊細な膠原線維と毛乳頭細胞に似た間質細胞からなる間質成分は存在する．
- 毛包分化があまりない場合，この間質細胞の存在が毛芽腫の診断の大きな決め手となる．

毛芽腫／毛包上皮腫の病理診断の注意事項

- 部分的に，基底細胞癌の特徴である間質のムチン沈着，腫瘍塊と腫瘍間質の間に裂隙形成がみられることがある．
- ここでも，腫瘍塊を取り囲むように増生する，繊細な膠原線維と間質細胞からなる間質成分の存在が診断の手掛かりとなる．

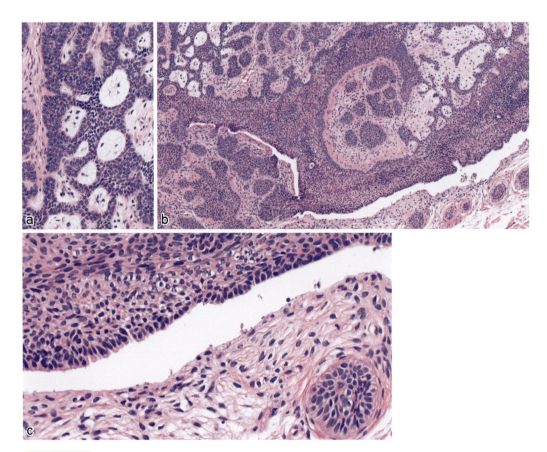

図 B-28

- この症例では，部分的に，基底細胞癌の特徴である間質のムチン沈着（a），腫瘍塊と腫瘍間質間の裂隙形成（b）がみられる．しかし，繊細な膠原線維と間質細胞からなる間質成分が存在する（c）．

毛芽腫／毛包上皮腫と結節型基底細胞癌の病理組織学的鑑別を確認してみよう！

● 鑑別のポイントは，腫瘍間質の所見の違いと毛包分化の有無であり，腫瘍間質の所見が最も重要である．

表 B-1

毛芽腫／毛包上皮腫（図 B-29）	結節型基底細胞癌（図 B-30）
境界明瞭	境界不明瞭
腫瘍塊辺縁は平滑	腫瘍塊辺縁は不規則
周囲間質と腫瘍間質の間に裂隙	腫瘍間質と腫瘍塊の間に裂隙
線維性の間質	肉芽状の間質
細胞分裂像は稀	時に細胞分裂像
均一な核	均一な核だが，時に多形性の核
通常，毛包分化をみる	通常，毛包分化はない

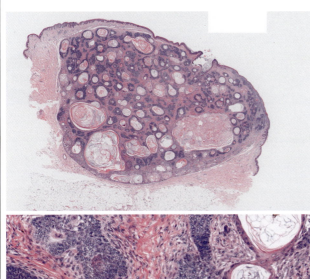
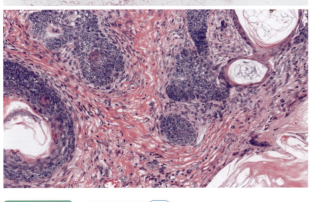

図 B-29　バーチャルスライド 042

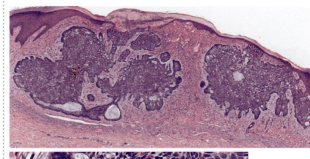
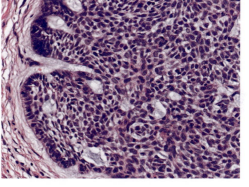

図 B-30　バーチャルスライド 041

ケラトアカントーマ
keratoacanthoma

> **ケラトアカントーマ**の病理診断のポイント（増殖期・成熟期共通の基本的事項）
> - 中央に角栓を入れた，外方性内方性（exoendophytic）増殖病変である．
> - 多房性病変（いくつかの隣り合う，拡張した毛包漏斗部様構造の融合）を示す．
> - 基本的に，全体像がほぼ左右対称性で，比較的境界明瞭である．
> - 病変辺縁（左右両側）の健常表皮が，角栓を一部包み込むようにせり出しながら，反転する（overhanging lips）．
> - 豊富な淡好酸性，すりガラス状の細胞質を有する大型細胞が増殖する．
> - 腫瘍胞巣内に好中球の集簇（膿瘍）がある．

症例 1　ケラトアカントーマ（増殖期），60歳，女性．頬部の角化性結節

バーチャルスライド **044**

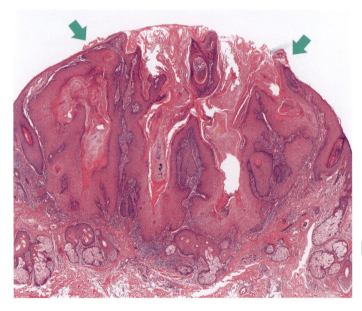

図 B-31

- 増殖期であるが，この病変では以下のケラトアカントーマの診断のポイントが確認できる．

ケラトアカントーマ診断の基本的事項

① 中央に角栓を入れた外方性内方性（exoendophytic）増殖病変
② 多房性病変（いくつかの隣り合う，拡張した毛包漏斗部様構造の融合）
③ 全体像がほぼ左右対称性で，比較的境界明瞭
④ overhanging lips（図 B-31：矢印）

ケラトアカントーマ(増殖期)の病理像の特徴

- 病変によっては，lips 構造が不明瞭なこともあり，むしろ，以下のケラトアカントーマ(増殖期)特有の像に留意すべきである．
- いくつかの隣り合う，拡張した毛包漏斗部様構造(層状の角層，ケラトヒアリン顆粒)が嵌入し，それらが融合傾向にある．
- ケラトアカントーマに特徴的な，豊富な淡好酸性，すりガラス状の細胞質を有する大型細胞の増殖は，主に，嵌入する毛包漏斗部様構造の下方で確認され，いまだ，その増殖は病変の主体ではない．
- 細胞異型は，病変辺縁部に限られることが多い．

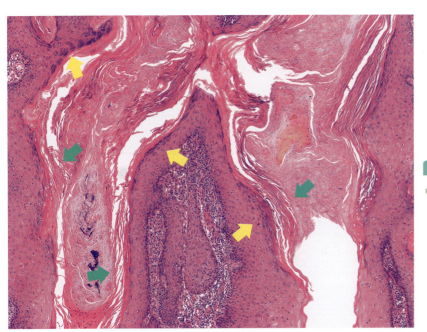

図 B-32
- 増殖期病変では，拡張した毛包漏斗部様構造(層状の角層：緑矢印，ケラトヒアリン顆粒：黄色矢印)が真皮下方に嵌入するのが特徴である．いまだ，淡好酸性，すりガラス状の細胞質を有する大型細胞の増殖は病変の主体ではない．

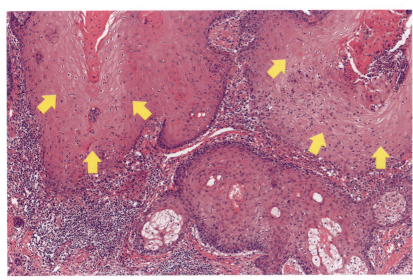

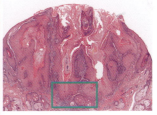

図 B-33
- 増殖期病変では，嵌入する毛包漏斗部様構造の下方で，豊富な淡好酸性，すりガラス状の細胞質を有する大型細胞の増殖をみる(矢印)．

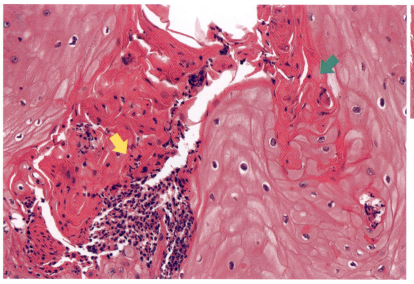
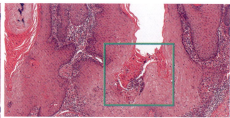

図 B-34
- 淡好酸性，すりガラス状の細胞質を有する大型細胞の増殖部位では密な角層，外毛根鞘角化または不全角化がある（緑矢印）．
- 黄色矢印は，腫瘍胞巣内の好中球の集簇（膿瘍）をみる．

症例 2　ケラトアカントーマ（成熟期），92歳，女性．頸部の角化性結節

バーチャルスライド 045

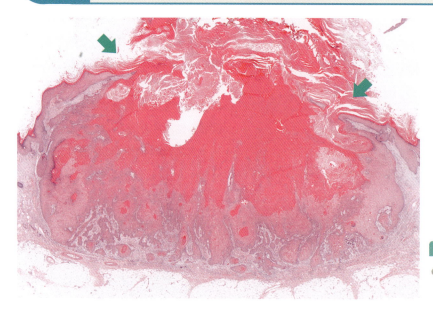

図 B-35
- この病変では，以下のケラトアカントーマの診断のポイントが確認できる．

ケラトアカントーマ診断の基本的事項

① 中央に角栓を入れた，外方性内方性（exoendophytic）増殖病変
② 多房性病変（いくつかの隣り合う，拡張した毛包漏斗部様構造の融合）
③ 全体像がほぼ左右対称性で，比較的境界明瞭
④ overhanging lips（図 B-35：矢印）

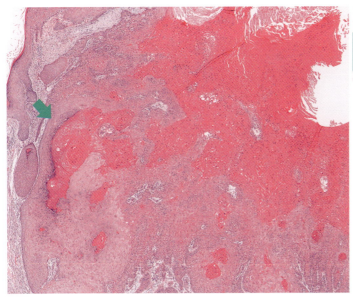
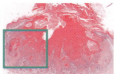

図 B-36
- 増殖期から成熟期になると，ケラトアカントーマは，以下の成熟期の病理像の特徴をもつ．

ケラトアカントーマ（成熟期）の病理像の特徴

①嵌入した，いくつかの隣り合う，拡張した毛包漏斗部様構造は，ほぼ完全に融合している．
②嵌入した毛包漏斗部様構造では，漏斗部の性格は失われ，豊富な淡好酸性，すりガラス状の細胞質を有する大型細胞の増殖にほぼ置き換わる（密な角層，外毛根鞘角化または不全角化がみられ，基本的には毛包峡部への分化を示す）．
③overhanging lips のすぐ下方の毛包漏斗部様構造は，漏斗部の性格（層状の角層，ケラトヒアリン顆粒）を保持していることが多い（図36：矢印）．
④細胞異型は，増殖期と同様に，病変辺縁部に限られることが多い．

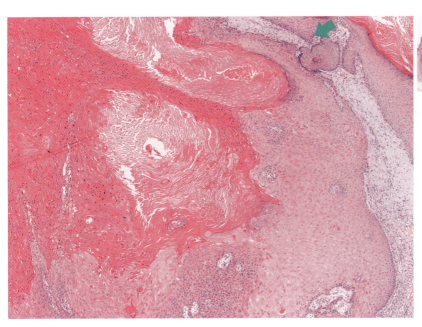
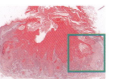

図 B-37
- 嵌入した毛包漏斗部様構造では，漏斗部の性格は失われ，豊富な淡好酸性，すりガラス状の細胞質を有する大型細胞の増殖にほぼ置き換わる（密な角層，外毛根鞘角化または不全角化がみられ，基本的には毛包峡部への分化を示す）．
- overhanging lips のすぐ下方の，毛包漏斗部様構造は，漏斗部の性格（層状の角層，ケラトヒアリン顆粒）を保持していることが多い（矢印）．

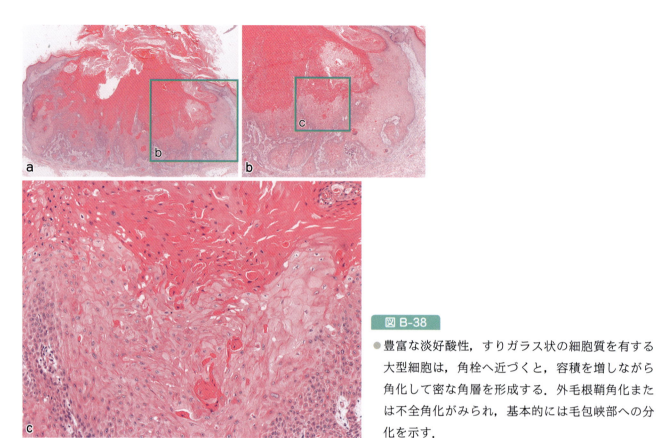

図 B-38

- 豊富な淡好酸性，すりガラス状の細胞質を有する大型細胞は，角栓へ近づくと，容積を増しながら角化して密な角層を形成する．外毛根鞘角化または不全角化がみられ，基本的には毛包峡部への分化を示す．

各標本で毛漏斗部から外毛根鞘の形態を確認しよう

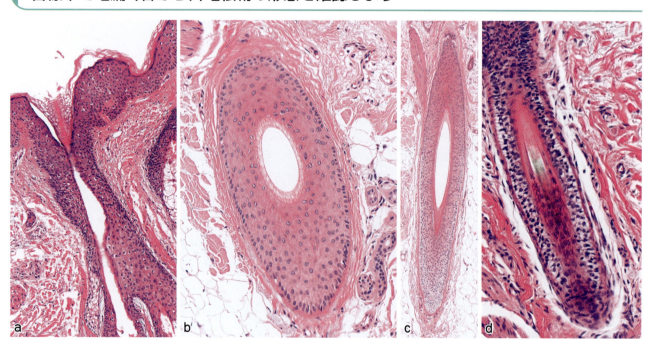

図 B-39

- a：毛包漏斗部から毛包峡部〔ケラトアカントーマ　症例 1　バーチャルスライド 044（76 頁）参照〕．
- b：毛包峡部外毛根鞘〔脂腺癌　症例 3　バーチャルスライド 076（131 頁）参照〕．
- c：毛包峡部から毛幹部〔脂腺癌　症例 3　バーチャルスライド 076（131 頁）参照〕．
- d：毛幹部外毛根鞘〔Bowen 病　バーチャルスライド 006（8 頁）参照〕．

ケラトアカントーマの臨床的鑑別疾患

　単発性ケラトアカントーマは，臨床的に高齢者の露光部に生じることの多い上皮性腫瘍で，発症後急速に増大して半球状を呈し，中央に角栓を入れるクレーター状の結節を形成し，自然消退することが多い病変と定義されているが，実際にはケラトアカントーマと臨床診断された疾患の病理診断は多岐にわたる．多数例での検討では，90％以上は上皮性腫瘍であったが，実際にケラトアカントーマ型病変（ケラトアカントーマおよびケラトアカントーマ様有棘細胞癌）だったのは，約2/3の例のみであった．ケラトアカントーマ型病変でなかったものは，上皮性腫瘍では，尋常性疣贅，脂漏性角化症，反転性毛包角化症，毛包腫，伝染性軟属腫が多く，非上皮性腫瘍では，皮膚線維腫，色素細胞母斑，黄色肉芽腫など，炎症性疾患では，結節性痒疹が多くみられた．これらの疾患は，比較的境界が明瞭なドーム状腫瘤を形成することが多く，中央部に角化物や壊死組織を伴うことが多いため，臨床像が類似すると考えられる．

【文献】
安齋眞一，他：単発性ケラトアカントーマ　Solitary Keratoacanthomaと臨床診断された症例の病理組織診断．日皮会誌 123：1775-1784, 2013

3 汗腺腫瘍

汗管腫
syringoma

> **汗管腫** の病理診断のポイント
> - 真皮網状層上層に限局して小さな充実性あるいは索状，または管腔構造を伴う腫瘍細胞胞巣が分布する．
> - 膠原線維の増生を伴う．
> - 腫瘍細胞胞巣は，時にオタマジャクシ様あるいはコンマ型を呈する．
> - 管腔側はクチクラ細胞（cuticular cell），外側は孔細胞（poroid cell）で構成されている．
> - 時にクチクラ細胞の細胞質が淡明になることがある．

症例　29歳，女性．腹部の淡褐色丘疹

バーチャルスライド 046

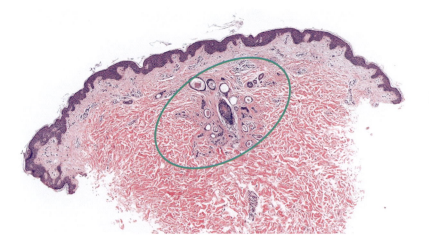

図 B-40
- 真皮網状層上層に限局して小さな充実性あるいは索状，または管腔構造を伴う腫瘍細胞胞巣が分布（丸で囲んだ部分）する．
- 膠原線維の増生を伴う（周囲より病変部が赤く染色される）．

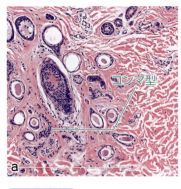
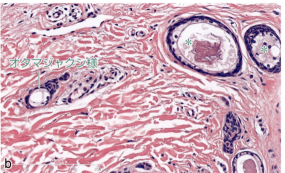

図 B-41
- 腫瘍細胞胞巣は，時にオタマジャクシ様あるいはコンマ型を呈する．
- 膠原線維の増生を伴う（a）．
- 管腔側はクチクラ細胞，外側は孔細胞で構成されており，時にクチクラ細胞の細胞質が淡明（*）になることがある（b）．

4 色素細胞腫瘍

青色母斑，通常型
blue nevus, common type

通常型青色母斑 の病理診断のポイント
- 若年女性の手背と前腕に好発する青黒色結節である．
- 表皮内病変はない．
- 真皮内で双極紡錘形の真皮メラノサイト（dermal melanocyte）が増殖し，間質の線維化を伴う．
- 種々の程度にメラノファージの浸潤がある．

症例 66歳，女性．手背の青黒色結節　　バーチャルスライド 047

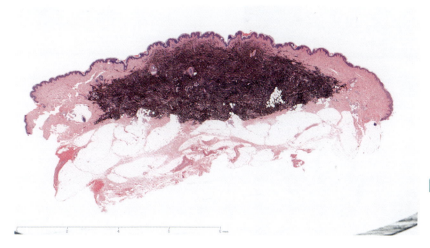

図 B-42
- 真皮内にメラニン顆粒の多い腫瘍性病変がある．

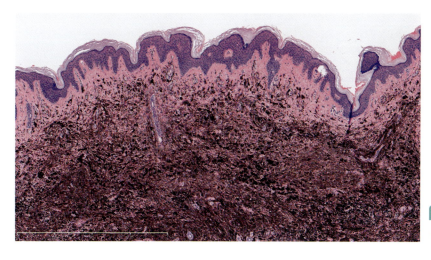

図 B-43
- 表皮内病変はない．

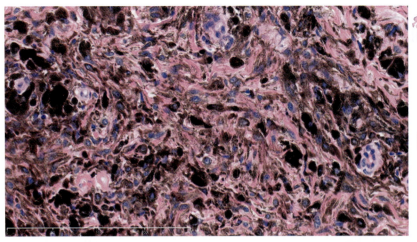

図 B-44
- 真皮で双極紡錘形の真皮メラノサイトが増殖している．
- 細胞質に多量のメラニン顆粒をもっている．

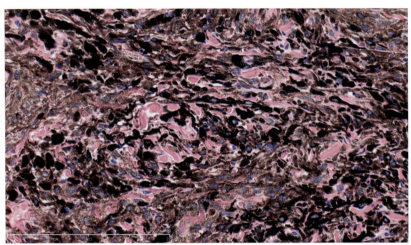

図 B-45
- 間質の線維化とメラノファージの浸潤を伴う．

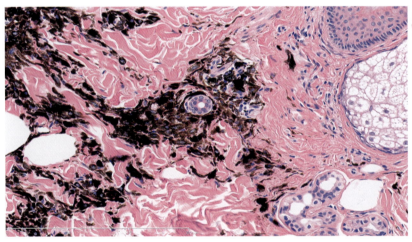

図 B-46
- 病変周囲の付属器周囲にも真皮メラノサイトがある．

青色母斑，富細胞型
blue nevus, cellular type

> **青色母斑，富細胞型** の病理診断のポイント
> - 腰仙骨部に好発する大型の青黒色結節である．
> - 真皮深部で dumbbell 型に増殖する．
> - メラニン顆粒をもった双極紡錘形の真皮メラノサイト（dermal melanocyte）の他に，メラニン顆粒をもたない epithelioid な真皮メラノサイトが二相構造（biphasic pattern）を形成する．

症例 36歳，女性．腰背部の青黒色結節　　バーチャルスライド **048**

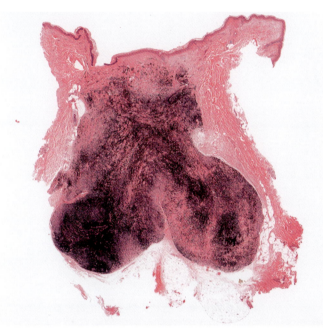

図 B-47
- 真皮から皮下脂肪組織にかけてメラニンの多い腫瘍性病変がある．真皮深部で dumbbell 型に増殖する．

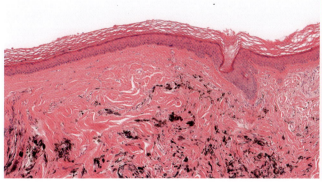

図 B-48
- 表皮内病変はない．

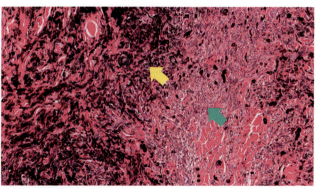

図 B-49
- メラニン顆粒をもった双極紡錘形の真皮メラノサイト（黄矢印）の増殖巣と，メラニン顆粒の少ない epithelioid な真皮メラノサイト（緑矢印）の増殖巣が二相構造を形成する．

Nanta 母斑
nevus of Nanta

> **Nanta母斑** の病理診断のポイント
> - 基本は Miescher 型母斑であり，病変に隣接して異所性の骨組織を伴うものを Nanta 母斑という．
> - 異所性の骨組織は母斑細胞が変化したものではなく，化膿性毛包炎などの後に石灰沈着が起きたものと考えられている．

症例 36歳，女性．顔の黒褐色結節

バーチャルスライド **049**

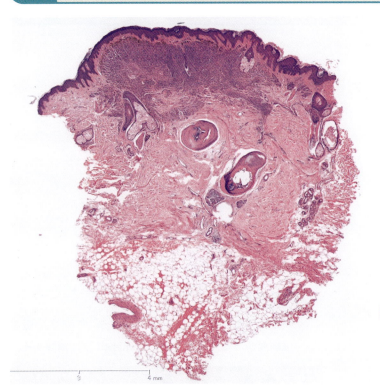

図 B-50
- 真皮網状層で楔状の病変を形成する．
- 隆起部の真皮網状層に母斑細胞の増加がある．

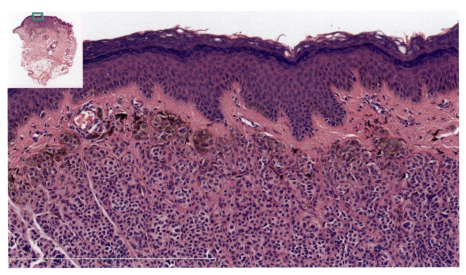

図 B-51
- 表皮内に母斑細胞はない．
- 真皮上層で母斑細胞（A 型母斑細胞）が胞巣状に増殖している．
- メラニン産生能がある．

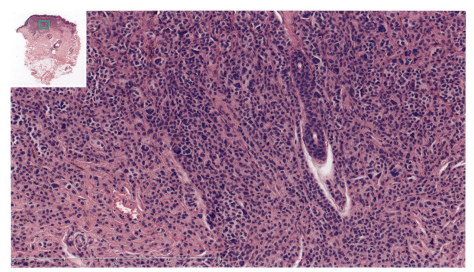

図 B-52
- 真皮中層でリンパ球に類似した母斑細胞（B型母斑細胞）が胞巣を作らずに増殖している．
- メラニン産生能はない．

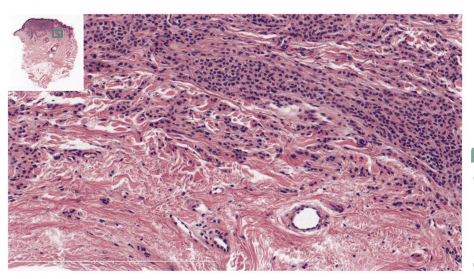

図 B-53
- 真皮下層ではSchwann細胞に類似した母斑細胞（C型母斑細胞）が胞巣を作らずに増殖している．
- メラニン産生能はない．

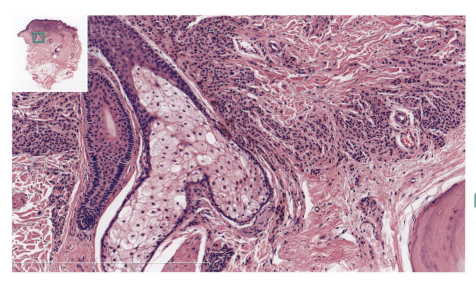

図 B-54
- 毛包周囲では，深部であっても母斑細胞にメラニン顆粒があってもよい．

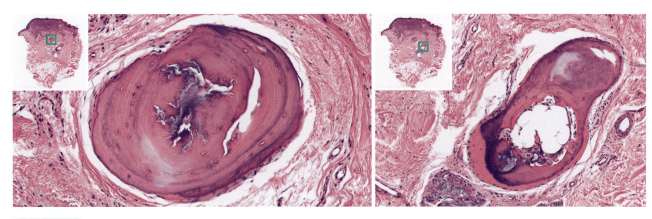

図 B-55
- 真皮深層に，Miescher 型母斑に隣接して異所性の骨組織がある．

Nanta 母斑と Duperrat 母斑

　Nanta 母斑は，前述したように，異所性骨化を伴う色素細胞母斑の 1 型で，全色素細胞母斑の 1％ 程度みられるとされている．一方，Duperrat 母斑は，主に真皮型の色素細胞母斑に，壁の断裂した毛包（表皮）囊腫による炎症性変化を伴ったものであり，臨床的に，色素性病変に炎症が加わり，急速に増大するので，悪性黒色腫との鑑別が問題になることがあるとされる．母斑細胞の増殖を原因とする毛包開孔部の閉塞による病変と考えられている．全色素細胞母斑の 0.6％ 程度みられるという．ちなみに表皮囊腫の合併は 2.7％ あると報告されている．Nanta 母斑は，しばしば，Duperrat 母斑や線維化した肉芽組織を合併することが知られており，表皮囊腫の壁の断裂による異物肉芽腫と母斑細胞との相互作用により，真皮に存在する間葉系細胞から骨形成能を有する前骨芽細胞が誘導され，これが骨芽細胞となって類骨を形成し，その後徐々に骨が形成される，と考えられている．つまり，Duperrat 母斑に続発して形成されると考えられている．

【文献】
1）Nanta M：Sur l'ostéo-naevus. Ann Derm Syph 2：562, 1911
2）Duperrat B, Cuzin JC：[Gougerot-Hailey's benign familial pemphigus]. Bull Soc Fr Dermatol Syphiligr 61：30-31, 1954
3）曽和順子，他：後天性色素細胞性母斑の病理組織学的随伴所見の検討．日皮会誌 113：965-981, 2003
4）河村七美，他：Nanta 骨性母斑の 2 例．皮膚科の臨床 46：669-671, 2004

色素細胞腫瘍を病理診断するときに注意すべき点

　青色母斑などで，腫瘍細胞の細胞質内に多量のメラニン顆粒があると，核や細胞の形態がはっきりせず，核異型性の有無など，悪性病変であるかどうかの判断に難渋する場合がある．そのような場合，脱メラニン（あるいは漂白）を行うことによって，細胞や核の形態がわかりやすくなることがある．
　色素細胞腫瘍で免疫組織化学染色を行う場合，通常のように DAB を基質として茶色の発色を行うと，陽性反応とメラニン顆粒との区別がつきにくくなる．このような場合，基質を AEC に代えて赤く発色させたり，核染色を通常のヘマトキシリンではなく，Giemsa 染色あるいはメチル緑染色にしたりすることでメラニン顆粒を異染させる（Giemsa 染色では黒紫，メチル緑染色では深緑）ことにより，陽性所見がとりやすくなる．

悪性黒色腫
malignant melanoma

悪性黒色腫 の病理診断のポイント

- サイズは 10 mm 以上であることが多い．
- 表皮内では個別性増殖が主体である．
- 対称性について
  a)最も病変が厚い部分から左右両端までの距離が不等である．
  b)表皮の厚さや表皮乳頭の形が不均一である．
  c)病巣内の腫瘍細胞胞巣分布に偏りがあり，胞巣間の距離やサイズが不均一である．
  d)メラニンの分布（メラノファージを含む）が不均一である．
  e)炎症性細胞の分布が不均一である．
  f)胞巣ごとに腫瘍細胞の形が不均一である（紡錘形の細胞から成る胞巣と類円形の細胞から成る胞巣が混在しているなど）．
- 表皮内病変の辺縁において腫瘍細胞や胞巣が中心部から連続性（境界明瞭）に終わらず，病巣がスキップしながら（だらだら）終わっている．あるいは両端の終わり方が左右で異なっている．
- 表皮上層から角層内に腫瘍細胞が個別性に存在する．
- 真皮内の腫瘍細胞間に間質がなく，腫瘍細胞同士がひしめくように押し合いへし合って集まっている（シート状）．
- 腫瘍層の一番下端が不規則に突出しているような形をしている．
- 毛包壁や汗腺導管部の深い部位の壁内に腫瘍細胞が存在している．
- 赤く大きい核小体をもつなどの核異型がある．
- 表皮内と真皮の深いところに異常な分裂像がある．
- 細胞壊死像を複数認める．
- 真皮内病変の浅い部分から真皮の深い部分に行くにつれて，細胞が小型化あるいは紡錘形になっていくような所見（maturation）がない（認めることもある）．

症例 1　81歳，男性．腹部の黒色結節

バーチャルスライド 050

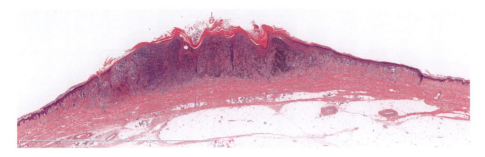

図 B-56

- まずは×1.25で見てみよう．
  - サイズは？
  - 病巣全体のシルエットの対称性はどうだろうか？　次に表皮真皮境界部をなぞってみよう．形はどうだろうか？
  - また，真皮のメラニン顆粒の分布はどうだろうか？　表皮内に小さな白いスペースが見えるだろうか？　そのスペースの形や分布は規則的だろうか？
- 次に×5で見てみよう．
  - 病巣左端の表皮内の腫瘍細胞胞巣を丸で囲んでサイズと互いの距離を見てみよう．

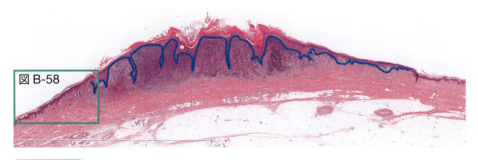

図 B-57

- ×1.25
  - 一見左右対称の病変に見えるが，中央部の表皮突起の形は不整で間隔が不均等である．サイズは10 mm以上ある．真皮のメラニン顆粒の分布も左右で異なる(左＜右)．病巣中央を除き表皮内に大小のスペースを認める(個別性増殖あるいは胞巣を構築する腫瘍細胞同士の不均一な距離を示す)．

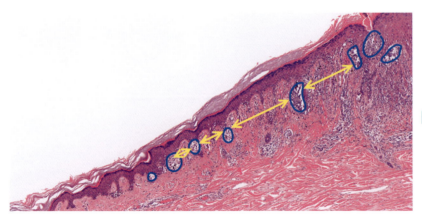

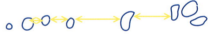

図 B-58

- ×5.0
  - 病変の左端の胞巣の分布を見てみよう．間隔が一定していないことがわかる．

症例 2　77歳，男性．大腿部の黒褐色結節

バーチャルスライド 051

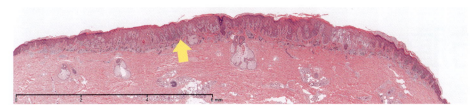

ヒント　黄矢印．

図 B-59

- まずは×1.25で見てみよう．
  - この標本では表皮内の腫瘍細胞胞巣のサイズと分布を観察してみよう．
  - 他に，全体のサイズ，表皮の形，メラニン顆粒や炎症性細胞の分布についてもチェックしよう．
- 次に×5.0で見てみよう．
  - 分裂像や壊死した腫瘍細胞を探そう．

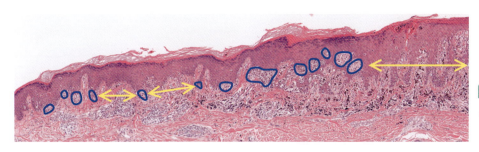

図 B-60

- 左側では胞巣間の距離が不均等である．

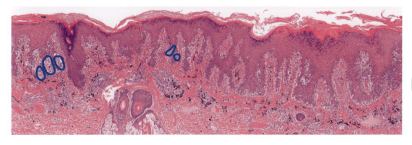

図 B-61

- 中央では胞巣がほとんどなく，個別性増殖が主体である．

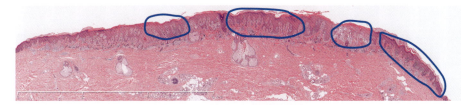

図 B-62

- 表皮内の胞巣内部の腫瘍細胞のメラニン顆粒含有量が異なる（丸で囲んだ部分）．

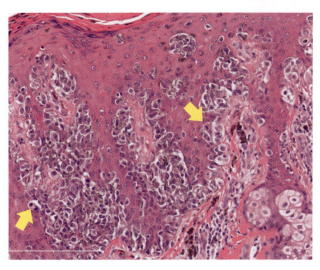

図 B-63

- 核分裂像を認める（矢印）．

悪性黒色腫　■　91

5 軟部腫瘍

血管脂肪腫
angiolipoma

血管脂肪腫 の病理診断のポイント

- 体幹，四肢などの皮下結節で，圧痛を伴うことが多い．
- 約2/3の例は多発性である．
- 通常の脂肪腫よりも小型である．
- 薄い被膜に包まれた境界明瞭な結節である．
- 成熟脂肪細胞の増加に加えて赤血球を入れた毛細血管の増加を伴う．
- 毛細血管には，しばしばフィブリン血栓を伴う．
- 血管成分の量は少ないものから多いものまでさまざまである．

症例 45歳，男性．躯幹上肢の多発性皮下腫瘍

バーチャルスライド 052

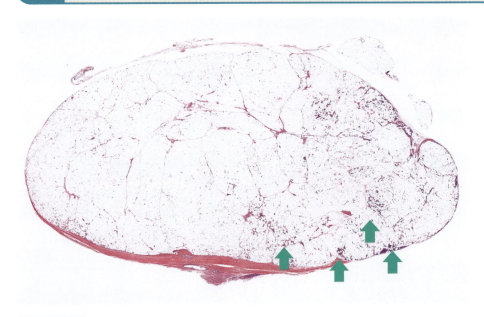

図 B-64
- 薄い線維性結合組織で包まれた境界明瞭な結節である．
- 弱拡大では，脂肪細胞間に細胞成分の存在を示唆する両染性に染色される部位が散在している（矢印）．

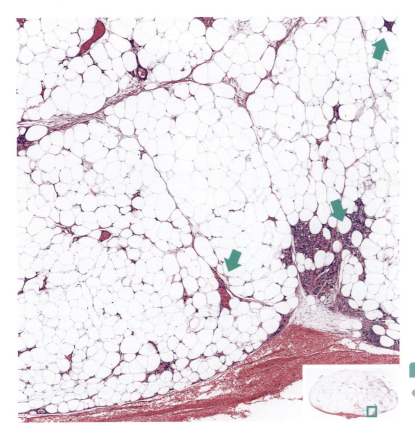

図 B-65
- 毛細血管が集簇あるいは散在して分布している(矢印).

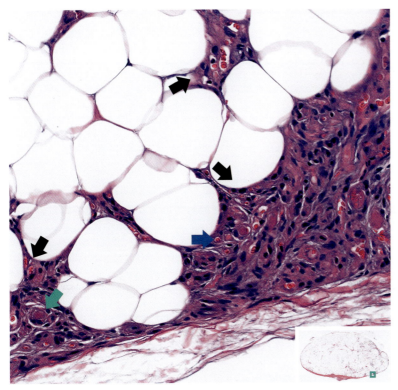

図 B-66
- 毛細血管が集簇あるいは散在して分布(黒矢印)している.
- 血管内には赤血球(青矢印)やフィブリン血栓(緑矢印)がある.

血管脂肪腫

皮膚線維腫，萎縮型
atrophic dermatofibroma

皮膚線維腫，萎縮型 の病理診断のポイント

- 1987年にPage, Assaadが報告した皮膚線維腫の亜型である(Page EH, et al : Atrophic dermatofibroma and dermatofibrosarcoma protuberans. J Am Acad Dermatol 17 : 947-950, 1987).
- 臨床診断がつきにくく，皮膚萎縮，瘢痕，基底細胞癌，斑状強皮症などと診断されることが多い.
- 真皮網状層の厚さがまわりの正常部に比べて著明に減少し，陥凹病変となる.
- 真皮網状層で，線維芽細胞様の紡錘形細胞，組織球が膠原線維の沈着を伴って増殖する.
- ゆるい花むしろ状配列を作ることが多い.
- 表皮はメラニン色素の増加を伴って肥厚し，高率に毛包誘導(follicular induction)を伴う.

症例 55歳，女性．背部の硬結性局面

バーチャルスライド **053**

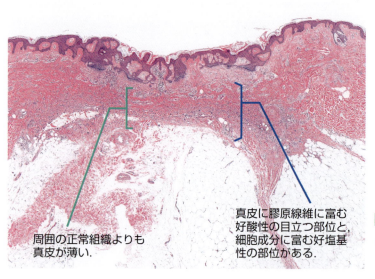

周囲の正常組織よりも真皮が薄い.

真皮に膠原線維に富む好酸性の目立つ部位と，細胞成分に富む好塩基性の部位がある.

図 B-67
- 表皮は肥厚しているが，下層に好塩基性の細胞の増加がある.

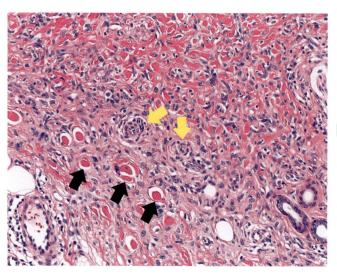

図 B-68
- 紡錘形細胞と組織球様細胞が膠原線維を混在し，あいまいな花むしろ様構造を形成して増殖する(定型的な皮膚線維腫の所見).
- 腫瘍が周囲の太い膠原線維を取り込むように増殖する(collagen trapping, 黒矢印).
- 血管も認める(黄矢印).

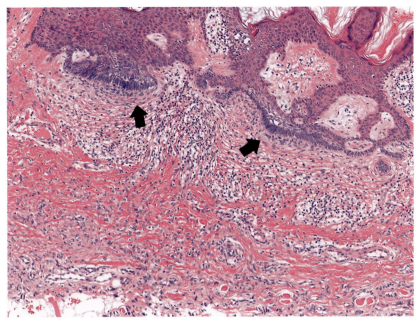

図 B-69
- 未熟な毛包の構造（毛芽・毛乳頭構築：毛包誘導の所見，矢印）がみられる．

萎縮型皮膚線維腫の診断には関係がないこの標本の所見

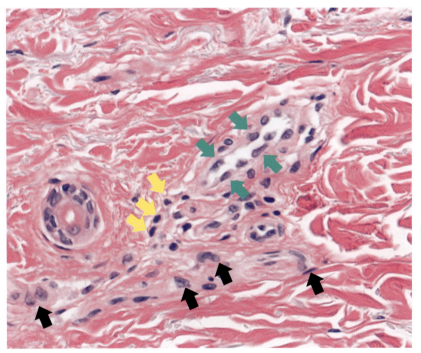

図 B-70
- 病変辺縁の組織を観察してみよう．
- 小型で濃染する核をもつリンパ球（黄矢印）と，血管内皮細胞（緑矢印）とほぼ同じ大きさの核をもつ浸潤細胞である組織球（黒矢印）が同定できる．

皮膚線維腫，萎縮型

血管腫様（動脈瘤様）線維性組織球腫
aneurysmal fibrous histiocytoma

血管腫様（動脈瘤様）線維性組織球腫 の病理診断のポイント

- 1981年，Santa Cruzらにより提唱された皮膚線維腫の亜形〔Santa Cruz DJ, et al：Aneurysmal （"angiomatoid"）fibrous histiocytoma of the skin. Cancer 47：2053-2061, 1981〕である．
- 臨床的には緩徐に増大する褐色調の結節で，通常の皮膚線維腫よりも大きくなりやすい．
- 真皮から皮下脂肪組織にかけての結節状病変である．
- 紡錘形細胞が密に増殖〔富細胞性線維性組織球腫（cellular fibrous histiocytoma）と呼ぶこともできる〕する．
- 病巣中に，血液で満たされた空隙があり，その周囲に，紡錘形細胞のほかにヘモジデリンを貪食した組織球，泡沫細胞，赤血球の漏出などがみられる．
- 軽度の異型性がみられることがある．
- 表皮の肥厚とメラニン色素の増加を伴う．
- 名称が類似する，類血管腫型線維性組織球腫（angiomatoid fibrous histiocytoma）は，良性悪性中間的腫瘍に分類されるまったく別の軟部腫瘍である．

症例　43歳，女性．上肢の黒褐色結節

バーチャルスライド 054

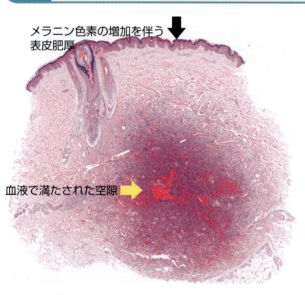

図 B-71
- 真皮から皮下脂肪組織にかけての境界の比較的明瞭な結節状病変を示す（全体に好塩基性で細胞密度が高いことを示唆する）．

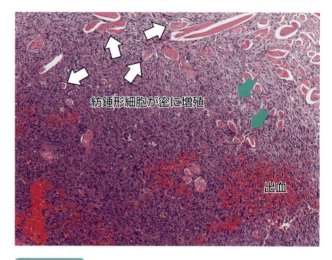

図 B-72
- 太い膠原線維が病変の辺縁で線維芽細胞に囲まれる所見（collagen trapping：白矢印）がみられる．
- ヘモジデリンを貪食したジデロファージ（緑矢印）がみられる．

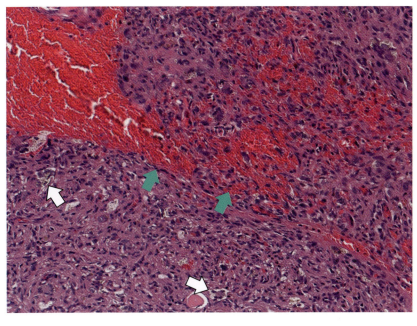

図 B-73
- 腫瘍細胞は短紡錘形から多角形で密に増殖している．
- ヘモジデリンと脂質を貪食した Touton 型巨細胞（白矢印）を示す．
- 血管外に漏出した赤血球（緑矢印）がみられる．

腫瘍の診断に用いられる主な特殊染色とその意義

表 B-2

	皮膚における主な陽性部位や物質	皮膚病理（腫瘍）領域における対象疾患	備考
PAS（periodic acid Schiff）染色	グリコーゲン，粘液物質，真菌など	Paget 病など	表皮基底膜で陽性になる．ジアスターゼ消化で染色性が消失すればグリコーゲンと同定できる
アルシアンブルー染色	酸性ムコ多糖類（ムチン）	Paget 病など	通常は pH 2.5 を用いるヒアルロニダーゼ消化にて染色性が消失すればヒアルロン酸と同定できる
コロイド鉄染色	酸性ムコ多糖類（ムチン）	Paget 病など	アルシアンブルー染色より鮮明
elastica van Gieson 染色	弾力線維（黒紫），筋肉（黄色）	平滑筋腫など	―
Sudan III 染色・オイル赤 O 染色・Sudan 黒 B 染色	脂肪（脂腺細胞，皮下脂肪組織の脂肪細胞）など	脂腺腫瘍，脂肪細胞腫瘍など	新鮮凍結切片が望ましい．ホルマリン固定組織でも可能であるが，パラフィン包埋したものは不可．
Fontana-Masson 染色	メラニン顆粒	色素細胞腫瘍	―
漂白法	メラニン顆粒を漂白する	色素細胞腫瘍	―
Giemsa 染色	肥満細胞の異染性（赤紫）	肥満細胞腫など	色素細胞腫瘍の免疫組織化学染色時の核染に使用
トルイジンブルー染色	肥満細胞の異染性（赤紫）	肥満細胞腫など	―
ベルリン青染色	鉄（ヘモジデリン）	うっ滞性皮膚炎など	メラノファージとジデロファージの鑑別
von Kossa 染色	石灰	石灰沈着症など	―

隆起性皮膚線維肉腫
dermatofibrosarcoma protuberans

隆起性皮膚線維肉腫 の病理診断のポイント

- WHO分類で良性悪性中間的腫瘍に分類されるまれな軟部腫瘍である．
- 真皮から皮下脂肪組織にかけての結節状病変である．
- 単調な紡錘形細胞が花むしろ様構造(storiform pattern)を形成して密に増殖する．
- 皮下脂肪組織に，はしご状や蜂巣状に浸潤する．
- 腫瘍細胞は異型性に乏しい．
- 組織球浸潤は伴わない．
- 免疫染色でCD34が陽性である．
- 時に富細胞性皮膚線維腫が鑑別診断となることがある．

症例　37歳，女性．胸部の結節

バーチャルスライド **055**

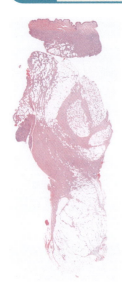

図 B-74

- 真皮から皮下脂肪組織にかけて周囲の膠原線維よりも好塩基性の腫瘍が増殖する．
- 皮下脂肪組織へ新しい隔壁をつくるようにはしご状，蜂巣状に浸潤している(この皮下脂肪組織への浸潤パターンが隆起性皮膚線維肉腫の特徴)．

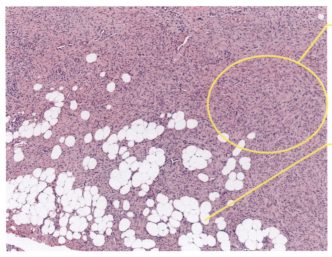

あいまいな花むしろ様構造

皮下脂肪組織に蜂巣状に浸潤

図 B-75

- 紡錘形細胞が単調に真皮から皮下脂肪組織にかけて束状に増殖．この症例では，花むしろ様構造は目立たない．

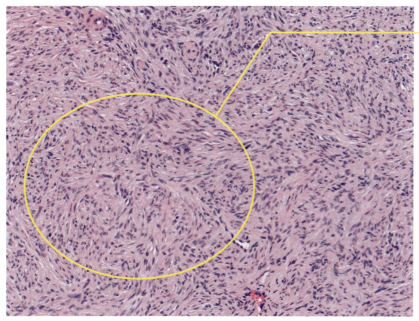

花むしろ様構造

図 B-76
- 紡錘形細胞は単調で異型性や核分裂像は目立たない．
- 病変内には繊細な膠原線維があるが，成熟した太い膠原線維は乏しい．また，組織球浸潤はない．

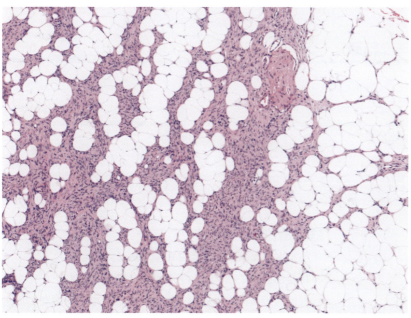

図 B-77
- 皮下脂肪組織へ新しい隔壁を作るようにはしご状，蜂巣状に浸潤している（この皮下脂肪組織への浸潤パターンが隆起性皮膚線維肉腫の特徴）．
- 紡錘形細胞は単調で異型性や核分裂像は目立たない．
- 皮下脂肪組織では，花むしろ様構造はまれ．

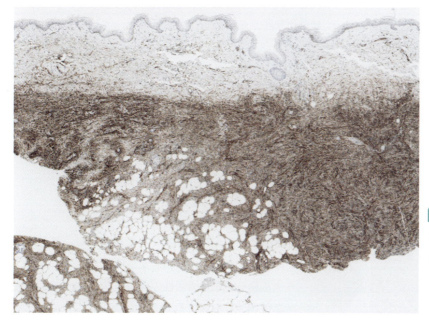

図 B-78
- CD34 染色を示す．
- 腫瘍細胞はびまん性に CD34 陽性である．

バーチャルスライド 056

隆起性皮膚線維肉腫

グロムス腫瘍
glomus tumor

グロムス腫瘍 の病理診断のポイント

- 手指などの末梢の真皮に存在するグロムス装置に類似する腫瘍細胞が増殖する.
- 爪甲下に好発し,圧痛を伴うことが多い.
- 真皮あるいは,真皮から皮下脂肪組織にかけての結節状病変である.
- 胞体が立方形や多角形で核が中央に位置し,細胞間の境界明瞭な腫瘍細胞が血管周囲性に増殖する.
- 異型性や核分裂像は乏しい.
- しばしばムチン沈着を伴う.
- 免疫染色では平滑筋 actin 染色が陽性である.

症例 45歳,女性.爪下の有痛性結節 バーチャルスライド 057

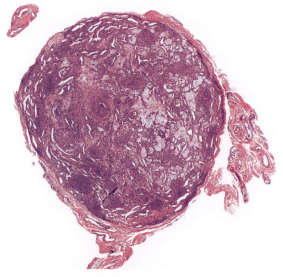

図 B-79
- 核出された爪下の結節性病変である.
- 線維性被膜に囲まれた境界明瞭な結節を示す.
- 弱拡大では,核の好塩基性と胞体の好酸性が混在した色調と間質のムチンの淡い青紫色が入り交じり,スリット状の血管腔が多数ある.

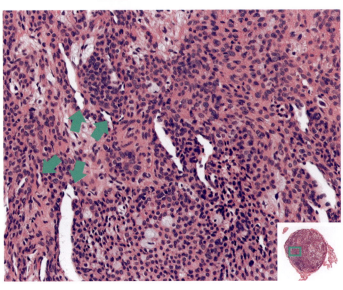

図 B-80
- 胞体は立方形や多角形で好酸性を示し,核が中央に位置するグロムス細胞が増殖する.
- よく見ると血管周囲性の増殖パターンがある.
- 血管(矢印)も認める.

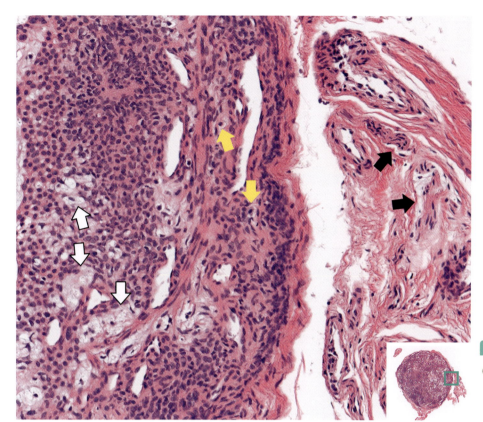

図 B-81
● 粘液（ムチン）の沈着（白矢印），肥満細胞（黄矢印），末梢神経（黒矢印）がみられる．

 有痛性の腫瘍

有痛性になることが多いと言われている皮膚（あるいは皮下）腫瘍としては，以下のものが知られている．
- らせん腺腫：spiradenoma
- エクリン血管腫様過誤腫：eccrine angiomatous hamartoma
- グロムス腫瘍：glomus tumor
- 血管芽細胞腫：angioblastoma
- 皮膚線維腫：dermatofibroma
- 血管脂肪腫：angiolipoma
- 血管平滑筋腫：angioleiomyoma
- 立毛筋平滑筋腫：piloleiomyoma
- 神経鞘腫：schwannoma（neurilemmoma）
- 神経腫：neuroma
- 顆粒細胞腫：granular cell tumor
- 子宮内膜症：endometriosis

神経鞘腫（Schwann 細胞腫）

neurilemmoma (schwannoma)

神経鞘腫（Schwann 細胞腫）の病理診断のポイント

- 比較的発生頻度の高い良性末梢神経腫瘍である．
- 真皮や皮下に，神経と連続した境界明瞭で被膜で囲まれた腫瘤を形成する．
- 皮下の線維性被膜に囲まれた境界明瞭な結節（まれに真皮内）を示す．
- 細胞密度の高い領域（Antoni A）と細胞密度の低い領域（Antoni B）からなる．この割合はさまざまである．
- Antoni A 領域内に，核が柵状や環状に配列し，好酸性の無構造領域を取り囲む Verocay 小体がある．
- 腫瘍細胞は，楕円形や，波打った形をした核と好酸性の細胞質をもち，細胞境界は不明瞭である．
- 時に核に大小不同があるが，核分裂像はまれである．
- 免疫染色ではほとんどの腫瘍細胞は S-100 蛋白陽性の Schwann 細胞である．

症例　48 歳，女性．前腕の有痛性皮下結節

バーチャルスライド 058

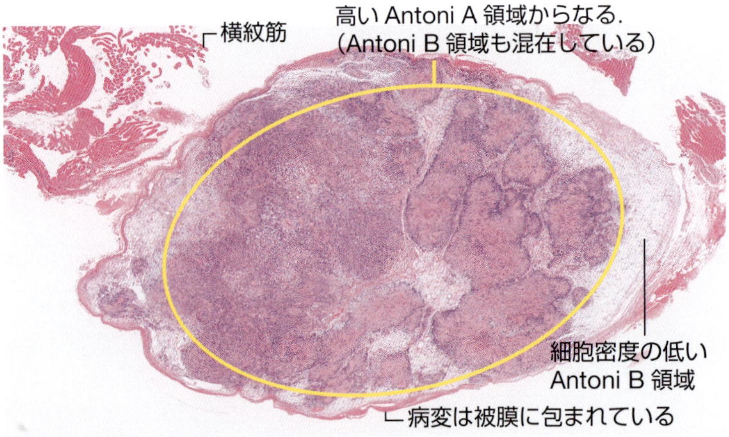

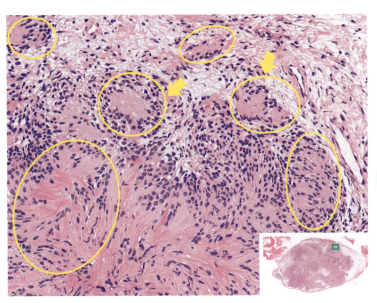

図 B-82
- 皮下の境界明瞭な結節状病変を示す．

図 B-83
- きれいな柵状や環状の配列ではなくても Verocay 小体と考えてよい（黄線で囲んだ部分）．
- 好酸性の無構造物を核が環状に取り囲む Verocay 小体（矢印）．

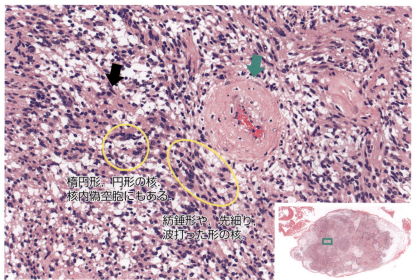

楕円形，円形の核．
核内偽空胞にもある．

紡錘形や，先細り
波打った形の核．

図 B-84
- 腫瘍細胞は好酸性胞体をもつが，細胞境界は不明瞭．核は楕円形や紡錘形で，異型性や分裂像は乏しい．
- 先細りの核(黒矢印)を示す．
- 血管壁の硝子化(緑矢印)がみられる．

末梢神経の免疫組織学的マーカー

- S-100蛋白：Schwann細胞で陽性．皮膚ではその他，色素細胞，Langerhans細胞，筋上皮細胞などで陽性．
- EMA(epithelial membrane antigen), claudin-1, glut-1：神経周膜細胞で陽性．EMAは，汗腺や脂腺上皮でも陽性．
- NSE(neuron specific enolase)：Schwann細胞，色素細胞で陽性．
- neurofilament：神経線維(軸索)で陽性．

免疫組織化学染色を評価するうえでの留意点

　皮膚付属器腫瘍，軟部腫瘍，リンパ球腫瘍を診断するためには，HE染色による組織，細胞の形態の観察が最も重要であるが，免疫組織染色を用いた腫瘍細胞の分化あるいは機能の評価が，非常に病理診断の助けになることは疑う余地はない．しかしながら，その利用にはいくつかの注意点を理解しておく必要がある．

①基本的に陽性所見は有意なものとして考え，陰性所見は参考程度に考える．
　免疫組織化学染色は，標本の固定状況や染色手技などにより，容易にその染色性が失われる．そのため，できるだけ陰性所見は有意ととらないほうが無難である．陰性所見をとるときには，できるだけ標本内部の陽性コントロール部位が陽性であることを確認する必要がある．
②できれば，複数の抗体で評価する．
　腫瘍細胞の場合，正常と異なり，すべての分化マーカーを発現しているわけではないので，できれば複数のマーカーを用いて検討したほうがよい．
③HE染色による形態的観察と免疫組織化学染色の結果が矛盾した場合には，HE染色の形態観察を重要視する．
　あくまでも免疫組織化学染色は参考情報であることを理解しておく必要がある．

6 リンパ球腫瘍

菌状息肉症
mycosis fungoides

菌状息肉症の病理診断のポイント　　※青字は本項の症例1,2の標本で注目する所見

- 表皮向性のパターン
    - ①リンパ球が集簇するPautrier微小膿瘍(Pautrier microabscess)が特徴的である.
    - ②基底層に列をなして浸潤することもある(basilar epidermotropism).
    - ③微小膿瘍を形成しないで孤立性に浸潤することもある(disproportionate epidermotropism).
- リンパ腫瘍細胞の形態
    - ①異型細胞は小型から中型のくびれが強い核を有する(cerebriform or convoluted nuclei).
    - ②核周囲が明るく抜けてみえるリンパ球が表皮内にみられる(haloed lymphocyte).
    - ③表皮内浸潤のリンパ球が真皮内リンパ球よりも大型のことが多い(emperor sign).
- 炎症性皮膚疾患との鑑別に役立つ所見
    - ①表皮内のリンパ球浸潤はspongiosisを伴わない.
    - ②表皮角化細胞(ケラチノサイト)の壊死(dyskeratotic cell)がみられない.
    - ③基底細胞, 基底層の変性がない.
- 真皮内での注目すべき変化
    - ①真皮上層に線維化がみられる(wiry fibrosis or coarse collagen bundle).
    - ②リンパ球の浸潤は以下パターンが代表的である：band-like, superficial perivascular, patchy-lichenoid
- 免疫染色所見を参考にする
    - ・菌状息肉症の腫瘍細胞では比較的早期の段階からCD5, CD7など汎T細胞抗原の一部が減弱, 欠損する.

菌状息肉症の臨床病理学的病期

紅斑期(erythematous stage)

- 大局面型局面状類乾癬, 苔癬状類乾癬, 多形皮膚萎縮などがこの時期の皮疹に相当する.
- 真皮上層の血管周囲を中心としたリンパ球様単核球の浸潤がみられ, 時にPautrier微小膿瘍を形成する.

扁平浸潤期(plaque stage)

- 紅斑期皮疹の一部に浸潤, 肥厚が生じ, 扁平に隆起する.
- 真皮上層, 中層に帯状の細胞浸潤を伴い, 多数のPautrier微小膿瘍を伴う. 時に真皮上層の線維化がみられる.

腫瘤期(tumor stage)

- 扁平浸潤期局面や正常皮膚面に結節や腫瘤を形成する.
- 真皮全層にわたる腫瘍細胞のびまん性浸潤がみられる〔時に大細胞転化(CD30陽性)〕.

> 症例 1 　扁平浸潤期（plaque stage），65歳，男性．多発性紅斑性局面
>
> バーチャルスライド 059

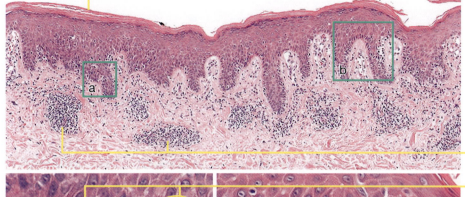

不規則な表皮肥厚

巣状に血管周囲性の単核細胞浸潤がみられる

haloed lymphocytes：
①表皮内浸潤リンパ球は核周囲に間隙（halo）を有する
②通常，真皮内浸潤リンパ球よりも核が大きい

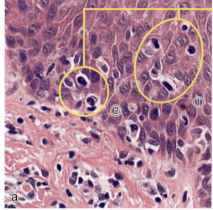
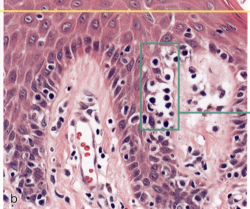

基底層に沿って1列にリンパ球が浸潤（basilar epidermotropism）

図 B-85
- 表皮内へのリンパ球浸潤は少数認められるのみ．Pautrier微小膿瘍はない．

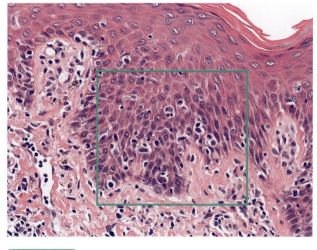

図 B-86
- 表皮内に孤立性，散在性，不均等に異型リンパ球が浸潤する（disproportionate epidermotropism：囲み部分）．

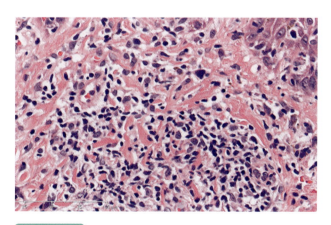

図 B-87
- 真皮浸潤細胞は小型で形態異常のない細胞から大型の異型細胞までさまざまである．

症例 2 紅斑期(patch stage)，49歳，男性．躯幹に多発する紅斑

バーチャルスライド 060

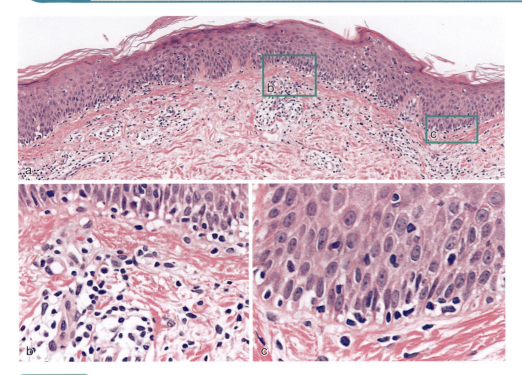

図 B-88
- a：以下の所見のみでは菌状息肉症の診断は難しい．
  ①表皮はわずかに肥厚
  ②表皮内のリンパ球浸潤は少数
  ③真皮浅層のリンパ球浸潤も軽度のみ
- b：基底層および真皮内に浸潤しているリンパ球はクロマチンが濃い中型の核を有する細胞が目立つ．
- c：基底層へのリンパ球浸潤(basilar epidermotropism)．

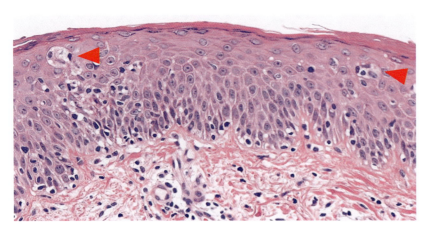

図 B-89
- 異型リンパ球の小さな集簇巣も認められる(矢頭)．

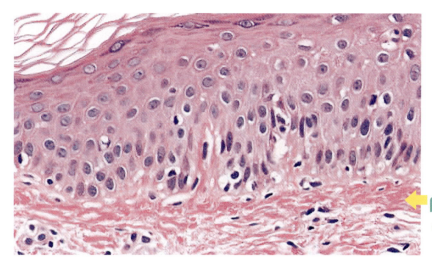

図 B-90
- 真皮浅層の層状線維増生（矢印）がみられる．

HE染色のみでは菌状息肉症の診断に至らない場合には免疫組織化学染色が参考になる

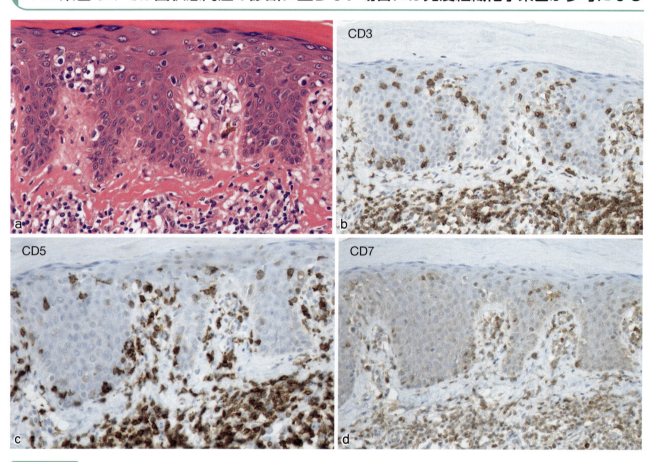

図 B-91
- 以下は別症例の HE 標本および免疫組織化学染色．
  - a：表皮内浸潤リンパ球は少数であり，Pautrier 微小膿瘍や基底層への浸潤はみられない．
  - b：表皮内および真皮内浸潤細胞はほとんどが CD3 陽性 T 細胞．
  - c, d：真皮浸潤細胞には CD5，CD7 発現が強く認められるが，表皮内浸潤細胞は CD5，CD7 の発現が減弱，または欠損している．CD5 は 50％以下，CD7 は 10％以下に発現が低下しているときに有意の低下と判断する（Pimpinelli N, et al：Defining early mycosis fungoides. J Am Acad Dermatol 53：1053-1063, 2005）．

未分化大細胞型リンパ腫
anaplastic large cell lymphoma

未分化大細胞型リンパ腫 の病理診断のポイント

- 細胞形態の特徴
  ① 核小体が明瞭な大型卵円形の核をもつ．
  ② 馬蹄形の核や2核の大型異型細胞（Reed-Sternberg 細胞様細胞）がみられる．
  ③ 淡明で豊富な細胞質を有する．
- 腫瘍浸潤パターン
  ① 通常表皮向性はみられない．
  ② 真皮内にびまん性の単核細胞浸潤がみられる．
  ③ 反応性小型リンパ球が上記の大型異型細胞に混在する．
  ④ 不規則な表皮肥厚がみられることがある．
- 免疫染色所見
  ① 浸潤細胞の大多数（75％ 以上）が CD30 陽性である．
  ② CD4 は陽性，T 細胞マーカーである CD2, 3, 5 は陰性のこともある．

※注意：皮膚リンパ腫に関しては，浸潤細胞が T 細胞由来の大型細胞であり，75％ 以上が CD30 陽性であれば，上記の細胞形態にかかわらずこの病型に包含される（細胞形態による予後の差がないため）．

症例　78歳，女性．背部の腫瘤

バーチャルスライド 061

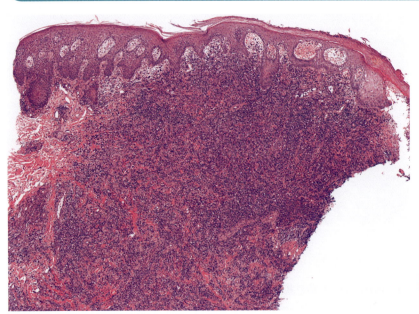

図 B-92
- 真皮内に稠密な細胞浸潤がみられる．

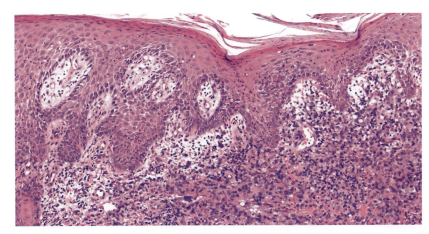

図 B-93
- 表皮は時に不規則な過形成を生じる．
- 表皮内へのリンパ腫細胞（大型異型細胞）の浸潤はみられない．

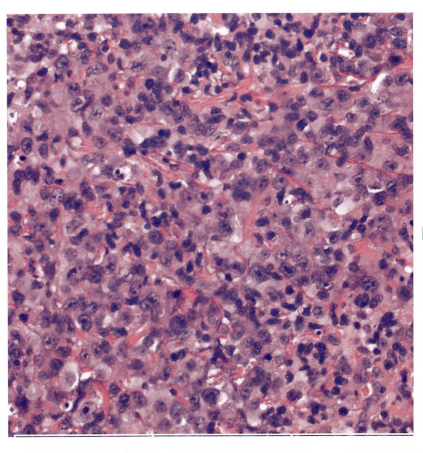

図 B-94
- 大型異型細胞がシート状に増殖している．
- 大型異型細胞は好酸性の明瞭な核小体と卵円形の核を有する（anaplastic morphology）．
- 小型リンパ球の浸潤も少数みられる．
- 小型リンパ球が主体で，大型異型細胞，好中球や好酸球がさまざまな程度に混在することもある．

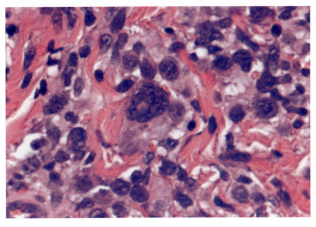

図 B-95
- 馬蹄形の不整核の細胞がみられる．

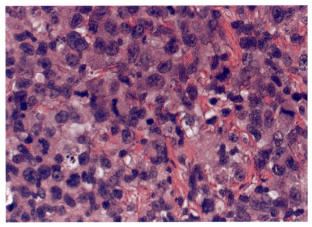

図 B-96
- 核分裂像が多数みられる．

未分化大細胞型リンパ腫

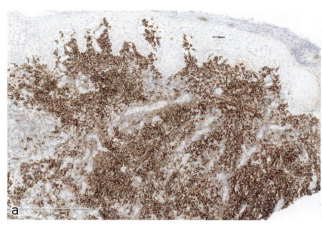
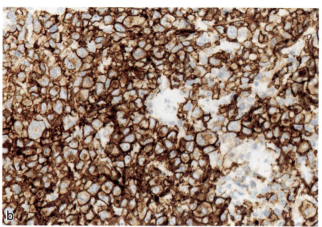

図 B-97

- 浸潤細胞の大部分が CD30 陽性：定義では 75% 以上が CD30 陽性(a)である．
- 大型の核と豊富な細胞質を有する細胞の細胞質に染色される．Goldi 体にも染色される(b)．
- **CD30 は疾患マーカーでないことに要注意！**
- T 細胞，NK 細胞，B 細胞いずれのリンパ腫でも CD30 陽性細胞が出現する．
- 炎症性皮膚疾患，皮膚感染症でも浸潤細胞が CD30 陽性になることがある．

バーチャルスライド 062

リンパ球腫瘍の診断に用いられる主なマーカーとその意義

CD1a：Langerhans 細胞
CD3：成熟 T cell
CD4：ヘルパー / インデューサー T 細胞，菌状息肉症の腫瘍細胞で陽性
CD5：T 細胞，時に B 細胞リンパ腫の腫瘍細胞
CD7：T 細胞，菌状息肉症の腫瘍細胞で発現減弱
CD8：サプレッサー / キラー T 細胞
CD10：胚中心の B 細胞で陽性
CD20：B 細胞マーカー
CD30：活性化 T 細胞（未分化大細胞型リンパ腫あるいは菌状息肉症の大細胞転化で陽性）
CD43：T 細胞で陽性
CD45：leukocyte common antigen（白血球全体で陽性）
CD45RO：T 細胞で陽性
CD56：NK 細胞で陽性，T 細胞で時に陽性
CD79α：B 細胞で陽性，形質細胞の一部で陽性
bcl2：節外性辺縁帯リンパ腫，原発性皮膚びまん性大細胞型リンパ腫で陽性
bcl6：原発性皮膚濾胞中心リンパ腫で陽性
ALK-1：リンパ節原発未分化大細胞性リンパ腫で時に陽性，皮膚原発性では陰性
免疫グロブリンκ鎖，免疫グロブリンλ鎖：形質細胞様細胞が，モノクローナルに増加しているかを判断する．どちらかの陽性細胞が 5〜10 倍程度多い場合有意と考える

びまん性大細胞型 B 細胞性リンパ腫
diffuse large B-cell lymphoma

びまん性大細胞型 B 細胞性リンパ腫 の病理診断のポイント

- 腫瘍細胞の浸潤パターン
  ① 真皮内，時に皮下脂肪織にかけてびまん性の浸潤がある．
  ② リンパ濾胞の形成はない．
- 腫瘍細胞の形態
  ① 大型の核で，形態はほぼそろっている．
  ② 核小体が明瞭な卵円形の核を有する細胞であり，centroblast 様，または immunoblast 様と形容される．
- 免疫染色所見
  ① CD20，CD79a などの B 細胞マーカーは陽性である．
  ② bcl2 陽性，MUM1 陽性．bcl6 は陽性例，陰性例ともにある．

症例　74 歳，女性．下腿の紅色結節

バーチャルスライド 063

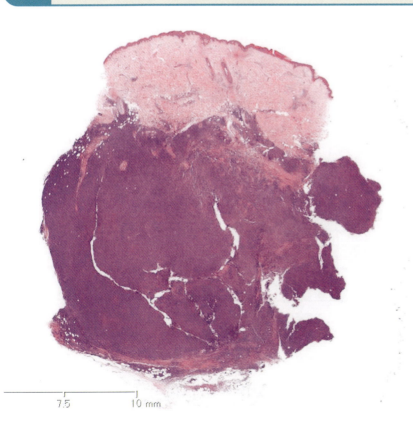

図 B-98
- 真皮深層から皮下脂肪層にかけてびまん性の細胞浸潤がみられる．

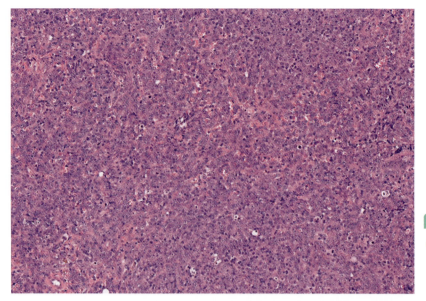

図 B-99
- リンパ腫細胞はびまん性，シート状に増殖し，リンパ濾胞形成はみられない．

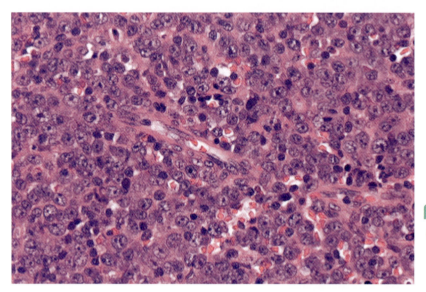

図 B-100
- 腫瘍細胞は明瞭な核小体と大型卵円形の核を有し，centroblast, immunoblast 様の形態を示す．

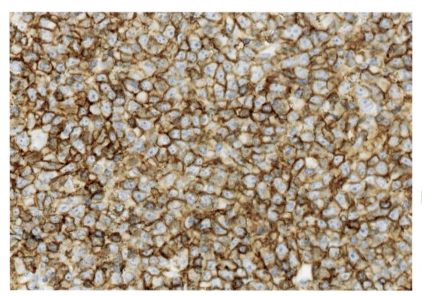

図 B-101
- 大型異型細胞は CD20 陽性である．

バーチャルスライド **064**

＊バーチャルスライドデータ上で右にある標本は陽性コントロールのリンパ節である．

表 B-3　正常の B リンパ球の分化と，対応する皮膚 B 細胞リンパ腫の免疫染色所見

Subtype	Normal counterpart	CD10	CD20	bcl2	bcl6	MUM1
PCFCL	GC B-cell	＋/－	＋	－	＋	－
PCDLBCL, leg type	GC B-cell /post GC B-cell	－	＋	＋	＋/－	＋
MZL	marginal zone B-cell	－	＋	＋	－	－/＋

GC：germinal center, PCFCL：原発性皮膚濾胞中心リンパ腫
PCDLBCL, leg type：原発性皮膚びまん性大細胞型 B 細胞リンパ腫，下肢型
MZL：節外性辺縁帯リンパ腫
MUM1：Multiple myeloma oncogene 1

【参考】正常リンパ節の構造と細胞形態

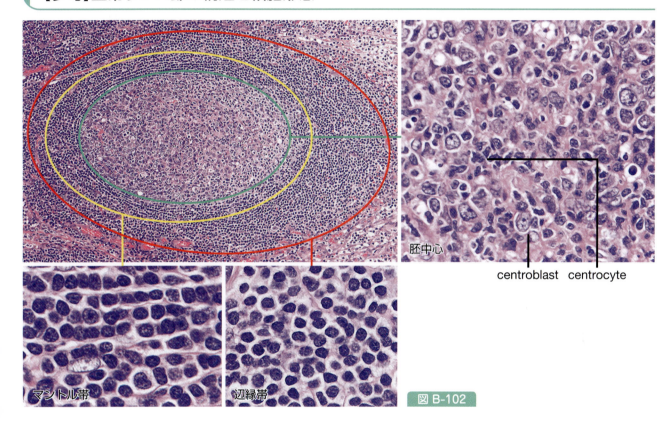

図 B-102

皮膚偽リンパ腫

lymphocytoma cutis (cutaneous pseudolymphoma)

皮膚偽リンパ腫 の病理診断のポイント

- 皮膚偽リンパ腫とは臨床的・組織的に皮膚リンパ腫と鑑別が必要な非腫瘍性疾患である．組織所見から悪性リンパ腫が確定できず，免疫染色（κ・λ比，CD4・CD8比）や遺伝子検査（免疫グロブリンまたはT細胞受容体の再構成）で単クローン性が証明されない．典型的と言える病理組織パターンは存在しない．主たる浸潤細胞により大きくB細胞性とT細胞性に分類される（下記）．

・皮膚B細胞性偽リンパ腫 (lymphocytoma cutis)
  ①真皮内に密なリンパ球浸潤．深層になるほど浸潤細胞が減少する"top heavy pattern を示すことが多い．
  ②表皮に浸潤はなく，grenz zone を有する．皮膚付属器への浸潤もない．
  ③浸潤細胞はリンパ濾胞を形成し，胚中心には tingible body macrophage がみられる．
  ④リンパ濾胞を形成する細胞は主に CD20 陽性，CD79a 陽性 B 細胞であり，これを取り囲むように CD3 陽性 T 細胞が浸潤していることが多い．
  ⑤これらの浸潤細胞には異型はない．
  ⑥形質細胞，好酸球，組織球なども浸潤する．

・皮膚T細胞性偽リンパ腫
  ①真皮内にびまん性にT細胞が浸潤する．
  ②クロマチンが濃く，小型から中型の核を有し，時に核のくびれもみられる
  ③Grenz zone は明瞭ではなく，表皮内や付属器へ浸潤していることもある．
  ④浸潤細胞は CD8 陽性 T 細胞主体の場合もあるが，多くの例では CD4 陽性 T 細胞である．

症例　34歳，女性．前額部の紅色結節

バーチャルスライド **065**

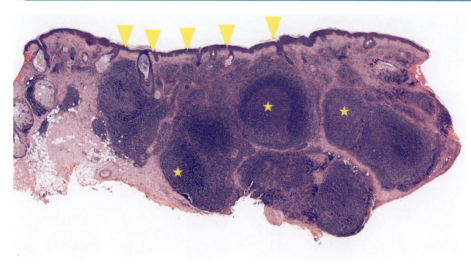

図 B-103
- 表皮内への細胞浸潤はない（矢頭）．
- リンパ濾胞を形成して（★），多結節状に非常に密な細胞浸潤が真皮全層にみられる．

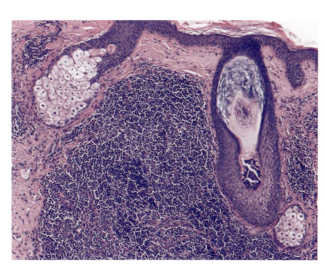

図 B-104
- 毛包や脂腺上皮にも浸潤はみられない．

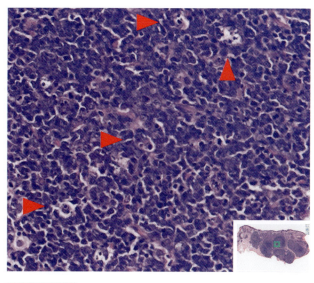

図 B-105
- tingible body macrophage が多数みられる（矢頭）．

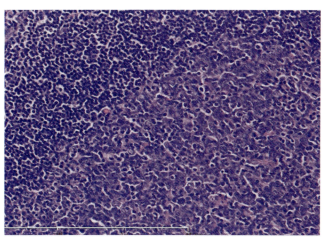

図 B-106
- リンパ濾胞を形成している浸潤細胞に核異型はみられない．

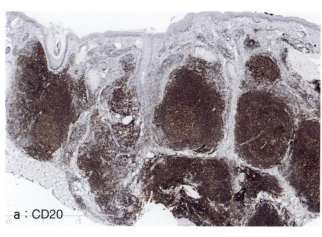

a：CD20

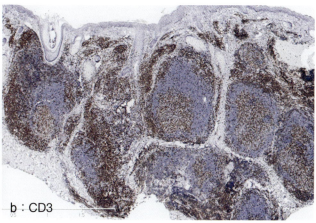

b：CD3

図 B-107
- 浸潤している細胞は CD20 陽性 B 細胞主体である．バーチャルスライド 066．
- CD3 陽性 T 細胞がリンパ濾胞間に浸潤している．胚中心にも少数浸潤している．バーチャルスライド 067．
- 反応性リンパ濾胞では B 細胞と T 細胞の棲み分けがみられることが多い．

※リンパ腫を厳密に否定するためには軽鎖偏位や免疫グロブリン遺伝子の単クローン性の検索が必要である．

レベル C

1. 表皮腫瘍 … 118
2. 毛包脂腺腫瘍 … 120
3. 汗腺腫瘍 … 133
4. 色素細胞腫瘍 … 139
5. 軟部腫瘍 … 150
6. リンパ球腫瘍 … 159

1 表皮腫瘍

Merkel 細胞癌
Merkel cell carcinoma

> **Merkel 細胞癌 の病理診断のポイント**
> - 真皮から皮下脂肪組織にかけて，小型の核をもち，細胞質の乏しい細胞が増殖している．
> - サイトケラチン（CK）20 が核周囲に dot 状に陽性である．
> - 被覆表皮に有棘細胞癌（上皮内あるいは浸潤性）を伴うことがある．

症例 83 歳，女性．外陰部の皮内から皮下の結節

バーチャルスライド 068

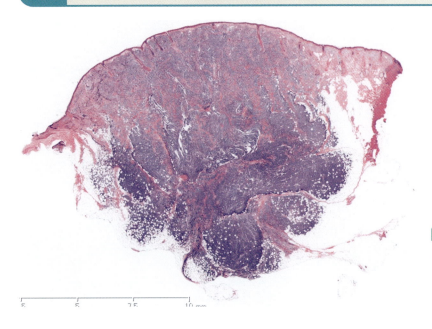

図 C-1
- 真皮から皮下脂肪組織にかけて好塩基性に染まる細胞の浸潤性結節状の病変がみられる．

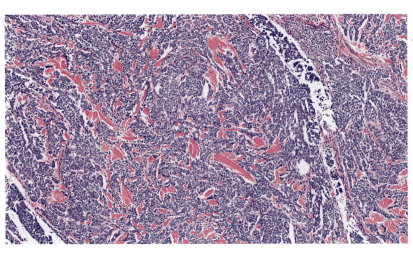

図 C-2
- 真皮膠原線維間に小型の核をもち，細胞質の乏しい細胞が浸潤性に増殖している．

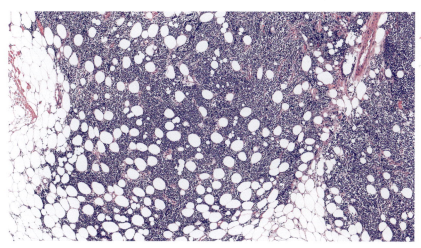

図 C-3
- 同様の腫瘍細胞が，脂肪小葉内にもびまん性に浸潤している．

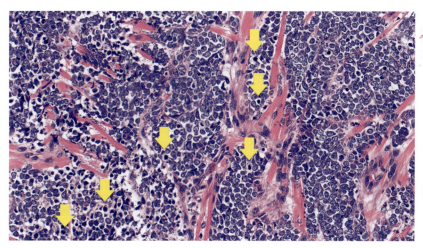

図 C-4
- 腫瘍細胞には，多数の核分裂像（矢印）がみられる．

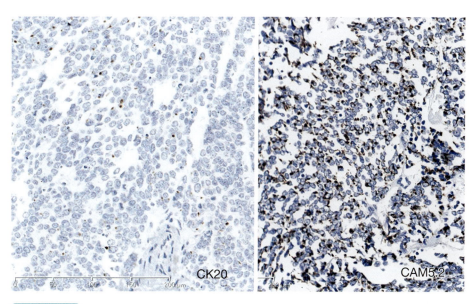

図 C-5
- CK20 や CAM5.2 が核周囲に dot 状に陽性である．

Merkel 細胞癌

2 毛包脂腺腫瘍

基底細胞癌，モルフェア型
basal cell carcinoma, morpheic type

基底細胞癌，モルフェア型 の病理診断のポイント

- 真皮内の（時に皮下に及ぶ）境界不明瞭な病変である．
- 多数の，不規則な形状で小型の好塩基性の腫瘍塊で構成される（細長い索状腫瘍塊を含むことが多い）．
- 多くの腫瘍塊は，その辺縁細胞の柵状配列は不明瞭である．
- 部分的に，大型または結節型基底細胞癌の腫瘍塊が存在することがある（辺縁細胞の柵状配列は明瞭）．
- 腫瘍間質は線維性で膠原線維束の増生が明瞭で，しばしば密な好酸性膠原線維束の境界が不明瞭となって硬化像がみられる（時にケロイド状）．
- 腫瘍塊と間質の間に裂隙が存在する．
- 病変に意外な水平方向への広がりがみられることがある（深部断端にも注意）．

症例 72歳，女性．口唇上部の局面

バーチャルスライド 071

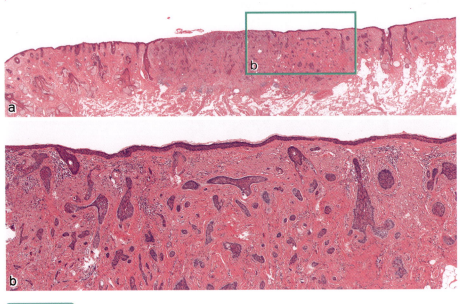

図 C-6

- 真皮全層の，境界不明瞭で広汎な病変である．
- 多数の不規則な形状をした小型の好塩基性の腫瘍塊で構成される．
- 腫瘍間質は線維性で，膠原線維束の増生が明瞭である．

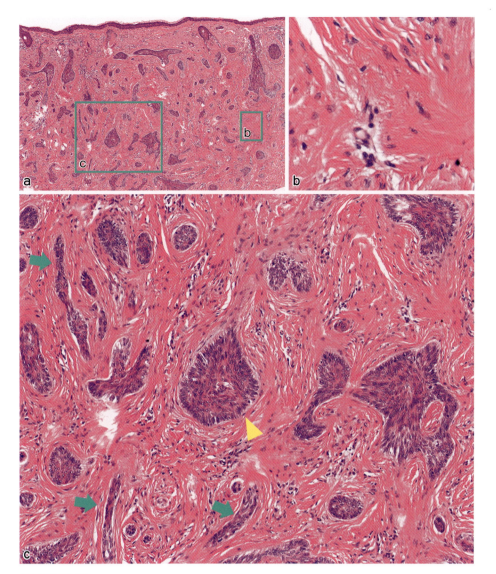

図 C-7

- 間質の膠原線維束の境界が不明瞭となって硬化(sclerotis)がある(b).
- 多数の不規則な形状をした小型の好塩基性の腫瘍塊で構成され,細長い索状腫瘍塊(矢印)を含む.
- 多くの腫瘍塊は,その辺縁細胞の柵状配列は不明瞭であるが,それが比較的保たれているものもある(矢頭).
- 腫瘍間質は線維性で,膠原線維束の増生が明瞭である.
- 腫瘍塊と間質に裂隙が存在する.

基底細胞癌,モルフェア型

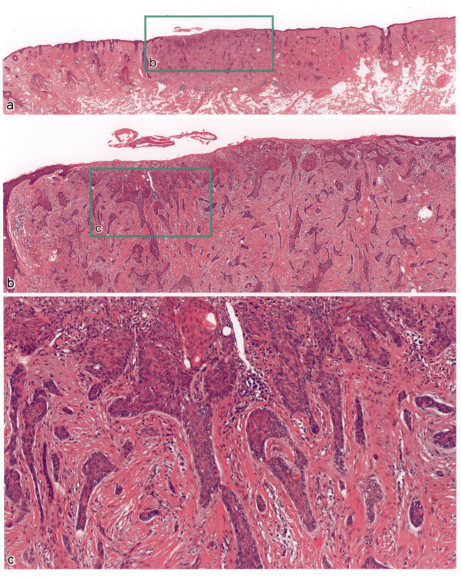

図 C-8

- 部分的に，大型または結節型基底細胞癌の腫瘍塊が存在する．これらの腫瘍塊は，辺縁細胞の柵状配列が比較的明瞭である．
- 線維形成性毛包上皮腫との鑑別が困難な場合，これらの腫瘍塊の存在は，モルフェア型基底細胞癌の診断において決定打となる．

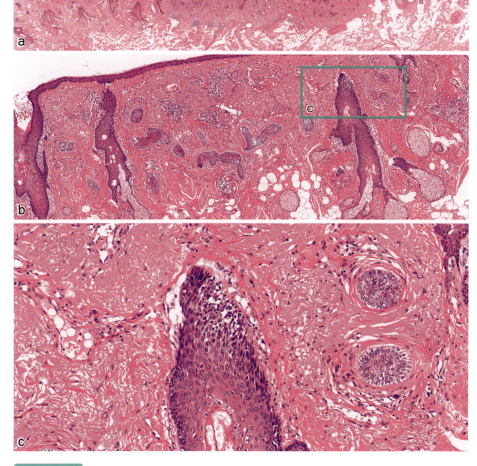

図 C-9

- 病変に意外な水平方向への広がりがみられることがある．
- この標本を見てモルフェア型基底細胞癌の手術時に，切除マージンに注意すべきことを再確認しよう！

基底細胞癌，モルフェア型

線維形成性毛包上皮腫
desmoplastic trichoepithelioma

線維形成性毛包上皮腫 の病理診断のポイント

- 被覆部中央が陥凹した，真皮内の比較的境界明瞭な病変である．
- 多数の好塩基性の索状，円柱状腫瘍塊で構成され，角質囊腫が豊富である（大型の腫瘍塊は存在しない）．
- 腫瘍間質は線維性で（線維芽細胞は少ない），しばしば密な膠原線維束が腫瘍索を縁取るように取り囲む．
- 小型の毛芽細胞様細胞で構成され，さまざまな程度の毛包分化（時に脂腺分化）が存在する．
- 時に，腫瘍索を縁取った膠原線維と間質に裂隙が存在する．

症例　20歳，女性．オトガイ部の小結節

バーチャルスライド 072

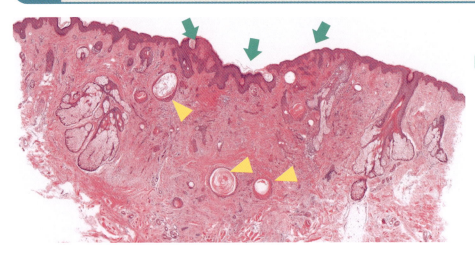

図 C-10
- 被覆部中央が陥凹した（矢印），真皮内の比較的境界不明瞭な病変である．
- 多数の好塩基性の索状，円柱状腫瘍塊で構成され，角質囊腫（矢頭）が豊富である．
- 大型の腫瘍塊は存在しない．
- 腫瘍間質は線維性である．

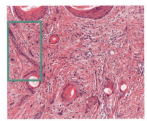
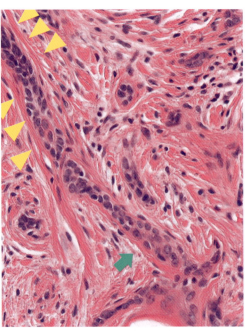

図 C-11
- 腫瘍間質は線維性で（線維芽細胞はそれほど多くない），しばしば密な膠原線維束が腫瘍索を縁取るように取り囲む（矢頭）．
- 裂隙がみられるときは，腫瘍索を縁取った膠原線維と間質の間に存在する（矢印）．

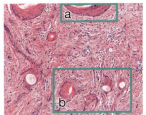
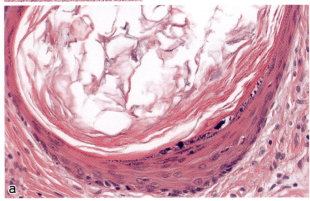
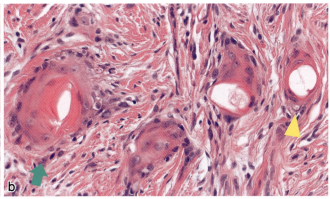

> **図 C-12**
> - a：豊富な角質嚢腫の多くは，毛包漏斗部嚢腫構造である（層状角層，ケラトヒアリン顆粒）．
> - b：時に，外毛根鞘性嚢腫様（矢印：密で均一な角質）や脂腺導管性嚢腫様構造（矢頭：鋸歯状角質）もみられる．

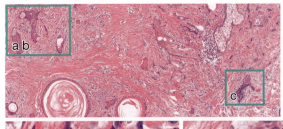
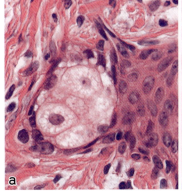
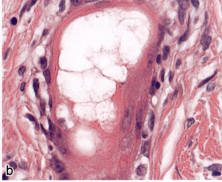
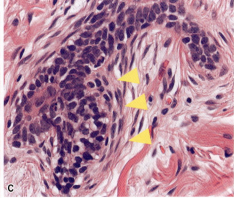

> **図 C-13**
> - a：泡沫，多房の細胞質がみられ脂腺細胞への分化を示す．
> - b：鋸歯状，波状の角質がみられ，脂腺導管への分化を示す．
> - c：未熟な毛芽・毛乳頭様構造．卵型の間質細胞（矢頭）は毛乳頭細胞に似る．

線維形成性毛包上皮腫とモルフェア型基底細胞癌の病理組織学的鑑別を確認してみよう！

表 C-1

線維形成性毛包上皮腫（図 C-14）	モルフェア型基底細胞癌（図 C-15）
境界明瞭（しばしば被覆中央陥凹）である	境界不明瞭である
大型の腫瘍塊はない	辺縁不整の大型の腫瘍塊または結節型基底細胞癌が混在することがある
腫瘍間質と腫瘍索周囲膠原線維間に裂隙がみられる	腫瘍間質と腫瘍索間に裂隙がみられる
腫瘍間質の線維芽細胞は少ない	腫瘍間質の線維芽細胞は多い
細胞の分裂像，個細胞壊死はまれである	細胞の分裂像，個細胞壊死は多い
豊富な角質囊腫である	角質囊腫はまれである
さまざまな程度の毛包分化がある	通常，毛包分化はない
時に脂腺，アポクリン腺分化がある	通常，脂腺，アポクリン腺分化はない
約 15％に色素細胞母斑の合併がある	通常，色素細胞母斑の合併はない

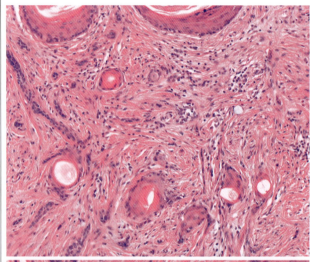

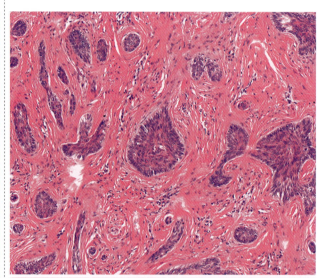

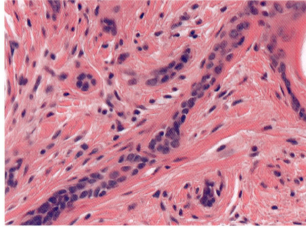

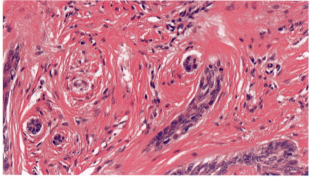

図 C-14

図 C-15

脂腺癌
sebaceous carcinoma

脂腺癌 の病理診断のポイント

- 真皮内の境界不明瞭な病変（時に皮下組織まで浸潤する）である．
- 不規則な，さまざまな形状の腫瘍塊で構成される．
- 腫瘍塊構成細胞は，異型性があり，基本的に，細胞質が乏しい好塩基細胞と豊富な細胞質を有する好酸性細胞（SCC 様の squamoid cell）の 2 種類がある（腫瘍により，この 2 種類の細胞の比率は，さまざまである）．
- 上記 2 種類の細胞に加え，脂腺分化する細胞や脂腺導管構造が存在する．
- 脂腺細胞に分化した細胞の多寡で，高分化型，中分化型，低（未）分化型に分類される．

症例 1 脂腺癌（眼瞼外）〔sebaceous carcinoma（extraocular）〕，92 歳，男性．頸部皮膚腫瘍　バーチャルスライド 073

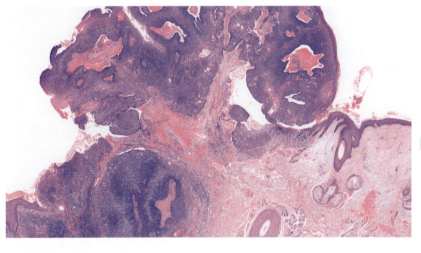

図 C-16
- 真皮内の境界不明瞭な病変で，真皮下方に浸潤している．
- 病変は，不規則な，さまざまな形状の腫瘍塊で構成される．

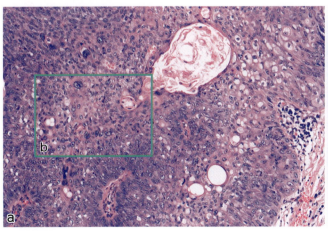
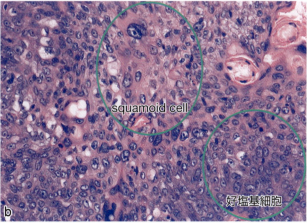

図 C-17
- 腫瘍塊構成細胞は，異型性があり，基本的に，細胞質が乏しい好塩基細胞と豊富な細胞質を有する好酸性細胞（SCC 様の squamoid cell）の 2 種類がある．

脂腺細胞への分化の指標を再確認しよう！

脂腺細胞への分化の指標

- 豊富な脂質による，泡沫，多房，空胞状の細胞質である．
- 扇型・ホタテガイ状(scalloped)，または，星型の核がみられる．
  注意：矢印周囲の空胞状の細胞も脂腺に分化した細胞と考えられるが，泡沫，多房状の細胞質を確認しないと，空胞変性細胞との鑑別は容易ではない．

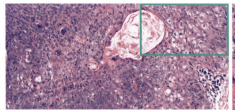
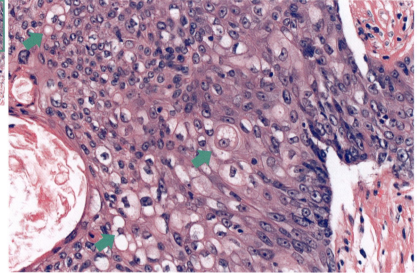

図 C-18
- 好塩基細胞と好酸性細胞(squamoid cell)に加え，脂腺細胞に分化した細胞(矢印)がさまざまな程度に存在する．この症例は，脂腺細胞に分化した細胞がある程度みられ，中分化型と考えられる．

この症例では，脂腺導管への分化も確認できる．脂腺囊腫で学んだ点を復習しよう！

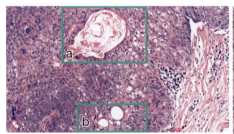
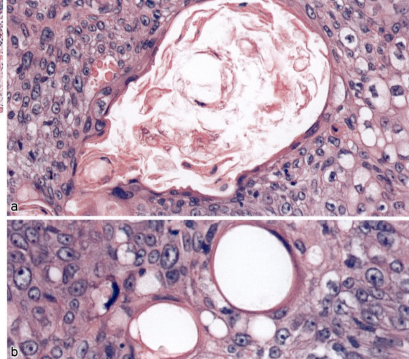

図 C-19
- a：波型脂腺導管構造を示す．
- b：平坦型脂腺導管構造を示す．

症例 2　脂腺癌（眼瞼）〔sebaceous carcinoma (ocular)〕，70歳，女性．上眼瞼の結節

バーチャルスライド 074

眼瞼脂腺癌 の病理診断のポイント

- 眼瞼外脂腺癌と眼瞼脂腺癌の病理診断のポイントは同じである．
- ただし，眼瞼脂腺癌は以下のような特徴をもち，注意が必要．
  ・低（未）分化なものが多い（約80％）．
  ・病巣辺縁では，しばしばBowen病様病変を呈する（約75％）．
  ・pagetoid spread の頻度が高い（約30％）．
  ・好塩基性細胞優位型（basaloid type）が約15％みられ，基底細胞癌との鑑別に注意が必要である．

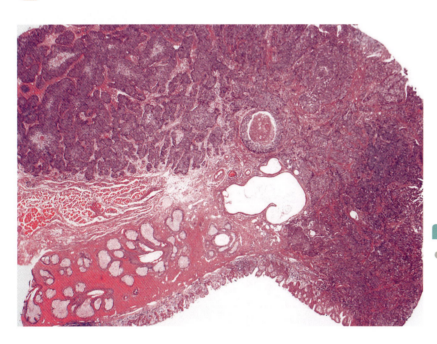

図 C-20

- 真皮，粘膜下層内の境界不明瞭な病変で，眼輪筋，眼板に浸潤している．病変は，不規則な，さまざまな形状の腫瘍塊で構成される．

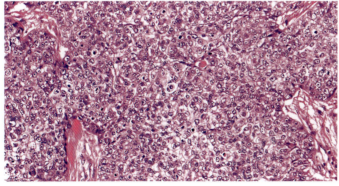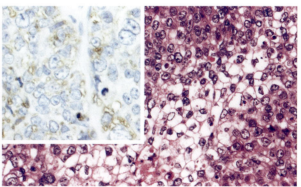

図 C-21

- 眼瞼脂腺癌は，未分化なものが多く，澄明な空胞細胞も，明瞭な泡沫，多房状の細胞質は認めず，空胞変性細胞か脂腺細胞かの鑑別が困難なことが多い．
- 脂腺細胞への分化は，adipophilin染色で膜様の染色パターン（泡沫，多房状）を確認しよう．

バーチャルスライド 075

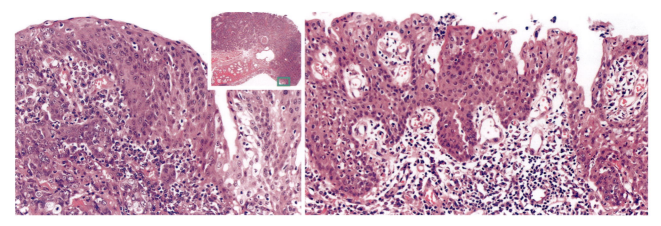

図 C-22
- 眼瞼脂腺癌では，しばしば，Bowen 病様病変を呈するので，誤診しないようにしよう！

眼瞼脂腺癌の病理をみるときは，眼瞼の正常組織も理解しておこう！

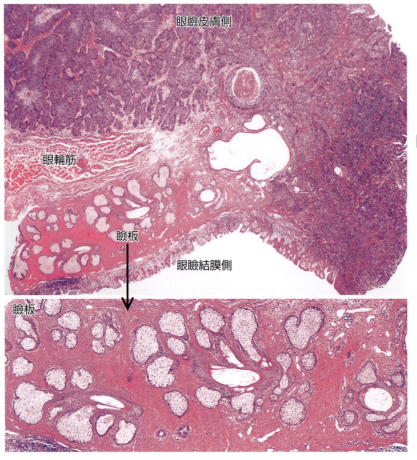

図 C-23
- 瞼板は，緻密な線維性結合織からなる板で，眼瞼の形を保持する（眼瞼の後葉再建のとき，硬口蓋粘膜や耳介軟骨を使用するのはこのためだ）．
- 眼板内には，眼瞼腺（Meibom 腺）という脂腺が存在し，粘膜と平行に配列している．
- Meibom 腺の分泌物（中性脂肪）は脂腺導管から排出され，眼瞼を保護している．
- 眼瞼脂腺癌は，眼瞼皮膚由来のものと，Meibom 腺由来のものとがあるが，進行したものはその判別は困難である．

症例 3 脂腺癌（眼瞼外），高分化型〔sebaceous carcinoma (extraocular), secretory type〕, 81歳, 女性. 頭部の結節

バーチャルスライド 076

脂腺癌 の病理診断のポイント（補足）

- 分化度の比較的高い（脂腺細胞が多い）脂腺癌には，脂腺小葉を形成しホロクリン分泌するもの（secretory type）と，腫瘍塊内に，多数の脂腺細胞を含むものの，脂腺小葉を形成せずホロクリン分泌しないものとがある（non-secretory type）とがある．
- 両者の違いによる臨床的意義は不明である．

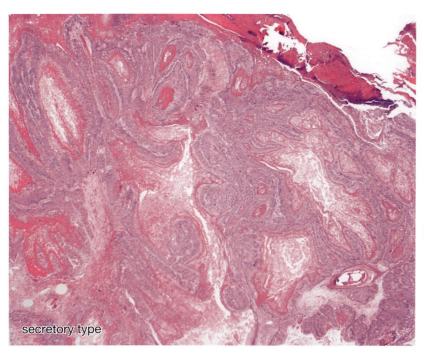

図 C-24

- 真皮内の境界不明瞭な病変で，真皮下方に浸潤している．
- 病変は，不規則な，さまざまな形状の，脂腺小葉構造を呈する腫瘍塊で構成される．

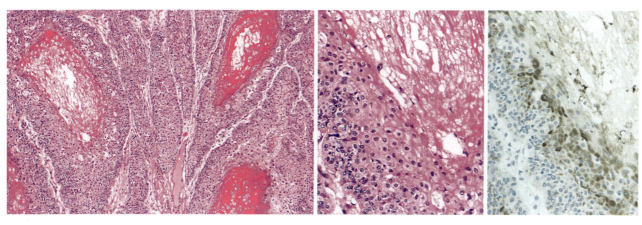

図 C-25

- 脂腺小葉を形成する腫瘍塊は，内部に向かってホロクリン分泌している（secretory type）．
- adipophilin 染色で，内部は壊死ではなく，脂質であることが確認できる．

バーチャルスライド 077

症例 4 脂腺癌(眼瞼外)，高分化型〔sebaceous carcinoma (extraocular), non-secretory type〕，75歳，女性．頭部の結節

バーチャルスライド 078

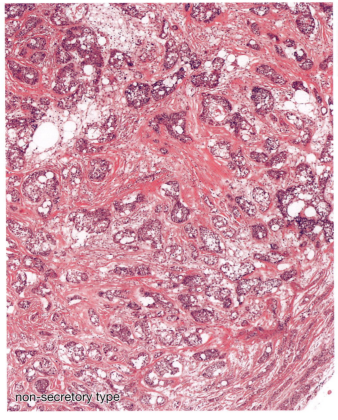

図 C-26
- 真皮内の境界不明瞭な病変で，真皮下方に浸潤している．
- 病変は，不規則かつさまざまな形状の，脂腺小葉構造を呈さない腫瘍塊で構成される．

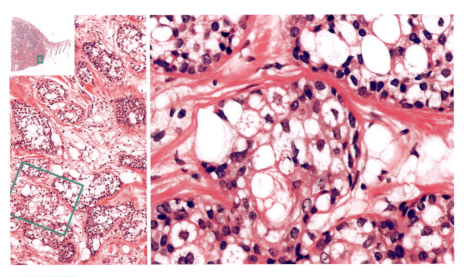

図 C-27
- 腫瘍塊内には脂腺に分化する細胞は豊富であるが(内部に位置する傾向がある)，明瞭な脂腺小葉を形成して，内部に向かってホロクリンを分泌するような所見はない．

3 汗腺腫瘍

汗孔腫
poroma

> **汗孔腫** の病理診断のポイント
> - 孔細胞〔poroid cell（汗管を構成する細胞で，外側に小型の核をもつ細胞質の乏しい基底細胞様細胞）〕と小皮縁／クチクラ細胞〔cuticular cell（汗管の内側で，管腔を形成する好酸性の豊富な細胞質をもつ有棘細胞様細胞）〕が，結節状に増殖する．
> - 小皮縁／クチクラ細胞が管腔を形成する．
> - 腫瘍が表皮と連続して真皮内に索状に伸びて吻合増殖し，腫瘍細胞周囲に正常角化細胞（ケラチノサイト）を伴わない部位がある．

症例 1　66歳，女性．左大腿後面の赤褐色結節　バーチャルスライド 079

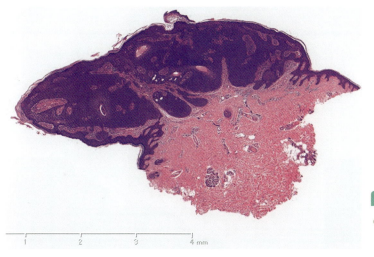

図 C-28
- 隆起性の病変．腫瘍が表皮と連続して真皮内に索状に伸びて吻合増殖している．

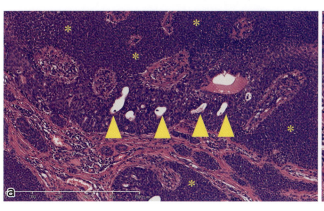
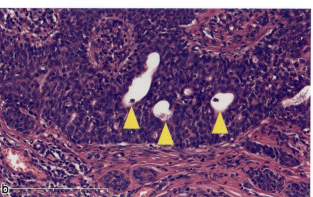

図 C-29
- a：孔細胞（＊）と小皮縁（クチクラ細胞）（矢頭）が，結節状に増殖する．
- b：小皮縁（クチクラ細胞）が管腔（矢頭）を形成する．

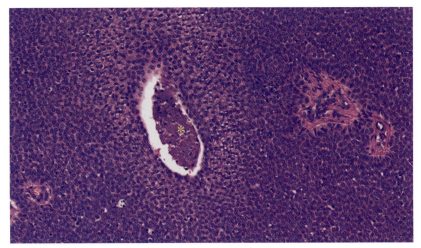

図 C-30
- 塊状壊死像（＊）がみられる．

症例 2 単純性汗腺棘細胞腫を伴う汗孔腫（poroma with hidroacanthoma simplex），66歳，女性．左大腿後面の赤褐色結節 　バーチャルスライド 080

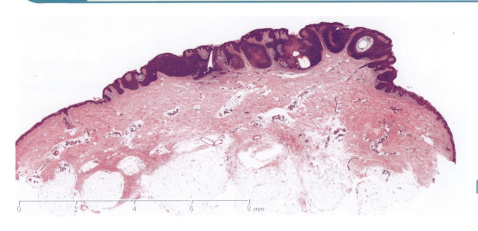

図 C-31
- 隆起性の病変がある．

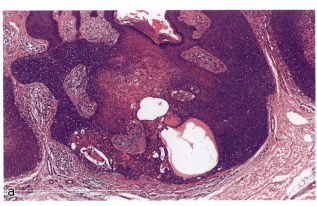 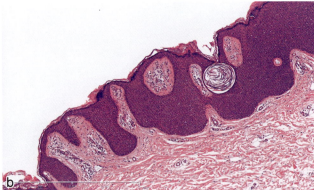

図 C-32
- a：Pinkus 型の汗孔腫の所見を示す．
- b：主に孔細胞が表皮内で胞巣を形成する Smith-Coburn 型の単純性汗腺棘細胞腫（hidroacanthoma simplex）の所見を示す．

症例 3 アポクリン汗孔腫(apocrine poroma), 65歳, 女性. 左上腕の皮膚腫瘍

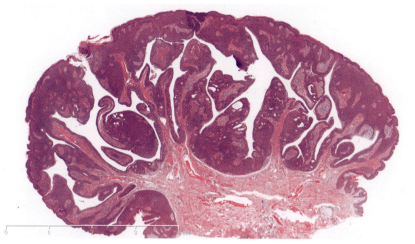

図 C-33
- 全体構築は Pinkus 型汗孔腫だが, 管腔が大きい.

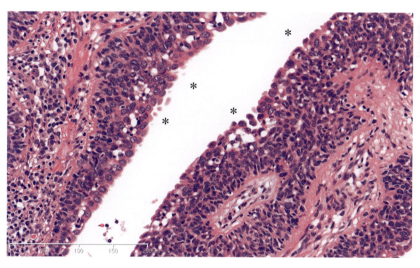
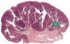

図 C-34
- 断頭分泌像(*)を伴う.

poroid cell neoplasms の概念

孔細胞および小皮縁(クチクラ細胞)が表皮内あるいは真皮内で結節状に増殖する腫瘍の総称. 腫瘍の全体構築によって, 以下のような名称を用いる. しばしば, 複数の病型が合併する.

- 汗孔腫〔poroma (Pinkus)〕:腫瘍が表皮と連続して真皮内に索状に伸びて吻合増生し, 腫瘍細胞周囲に正常角化細胞(ケラチノサイト)を伴わない部位がある.
- 単純性汗腺棘細胞腫〔hidroacanthoma simplex (Smith-Coburn)〕:表皮内に胞巣を形成して限局し, 腫瘍細胞周囲に正常角化細胞(ケラチノサイト)を伴う.
- 真皮汗管腫瘍〔dermal duct tumor (Winkelmann-McLeod)〕:表皮と連続せずに小さな結節が真皮内で島嶼状に散在する.
- 汗腺腫〔hidradenoma (Mayer-Ackerman)〕:真皮から皮下組織にかけて大型の結節または嚢腫様構造を形成する.

皮膚混合腫瘍，アポクリン型
mixed tumor of the skin, apocrine type

皮膚混合腫瘍，アポクリン型 の病理診断のポイント

- 大きく，長く屈曲する管腔．
- 管腔での断頭分泌像．
- 時に汗管分化．
- 粘液腫様，脂肪組織様，軟骨様，骨様の間質変化．
- 毛包脂腺分化を伴うことがある．
- 筋上皮分化細胞の結節状増加．

症例 71歳，男性．鼻翼部の淡紅色結節

バーチャルスライド **082**

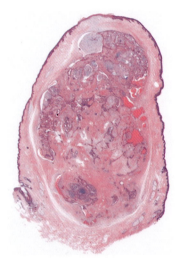

図 C-35
- ポリープ状隆起性病変．
- 真皮内に，周囲と裂隙を形成する境界明瞭な結節状病変．

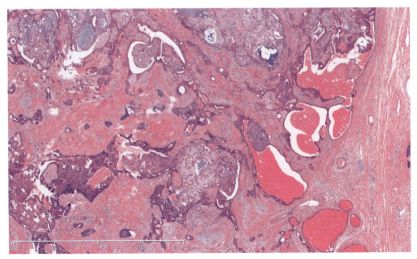

図 C-36
- 大小の管腔様構造と充実性胞巣を形成する上皮性成分の増生と膠原線維および間質に青く染まるムチン（粘液）の貯留．

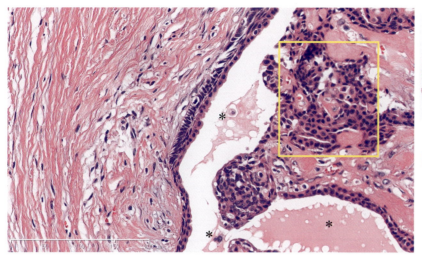
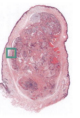

図 C-37
- 断頭分泌像を伴う大型の管腔（＊）と好酸性の豊富な細胞質をもつ細胞が形成する充実性腫瘍細胞胞巣（黄色線で囲んだ部分）．

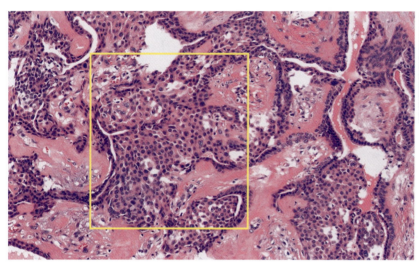
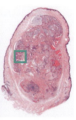

図 C-38
- 形質細胞様細胞（好酸性の豊富な細胞質をもち核がやや偏在する）の結節状増加．
- 筋上皮細胞（黄色線で囲んだ部分）．

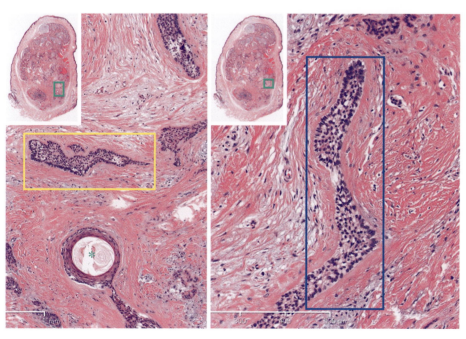

図 C-39
- 角質嚢腫（＊），毛芽細胞様細胞（黄色線で囲んだ部分），毛幹部外毛根鞘分化細胞（青線で囲んだ部分）がみられる．

皮膚混合腫瘍，アポクリン型

皮膚混合腫瘍，エクリン型
mixed tumor of the skin, eccrine type

> **皮膚混合腫瘍，エクリン型** の病理診断のポイント
> - 小型の管腔が散在性に増加．
> - 粘液腫様，脂肪組織様，軟骨様，骨様の間質変化．
> - 時に筋上皮分化細胞の結節状増殖．

症例 46歳，女性．右腋窩の皮内から皮下結節

バーチャルスライド **083**

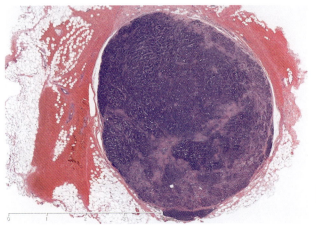

図 C-40
- 境界明瞭な皮下の結節．

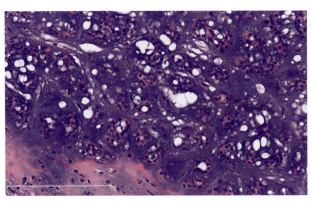 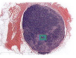

図 C-41
- 間質に著明なムチン（粘液）の貯留を伴う小型の管腔の増加．

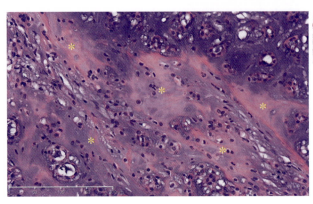 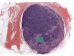

図 C-42
- 間質は一部で軟骨に類似している（＊）．

4 色素細胞腫瘍

乳腺堤上の母斑
milk line nevus

乳腺堤上の母斑 の病理診断のポイント

- milk line（腋窩から乳房と臍の脇を通り鼠径にいたる線）上に生じた母斑である．
- 基本的には Clark 母斑であるが，以下のような組織学的特徴があるため，部位特異的母斑として分類される．悪性黒色腫と誤診しないように注意が必要である．
  ① 胞巣に多形性があり，融合するものもある．
  ② 多量のメラニン顆粒をもつことがある．
  ③ pagetoid spread があることがある．
  ④ 核異型性のある色素細胞様細胞の出現．
  ⑤ リンパ球浸潤を伴う．

症例　24 歳，女性．乳輪の黒褐斑　バーチャルスライド 084

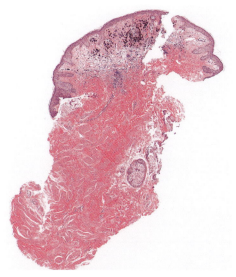

図 C-43
- 乳輪部の真皮浅層にメラニンを多量にもつ病変がある．

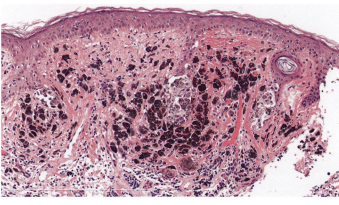
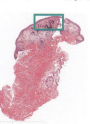

図 C-44
- 真皮浅層に多数のメラノファージが浸潤している．

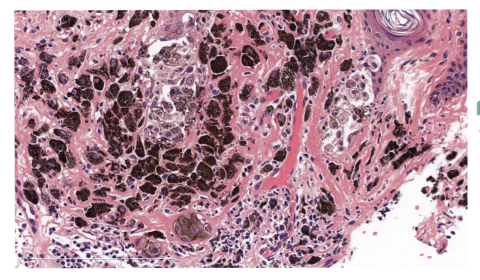

図 C-45
- 拡大すると，表皮内の胞巣は不整形で，色素細胞様細胞も大型である．真皮に炎症細胞浸潤もあり，組織学的には悪性黒色腫との鑑別に迷う．milk line 上という部位から部位特異的母斑と考えた．

乳輪部と判断できる組織学的所見

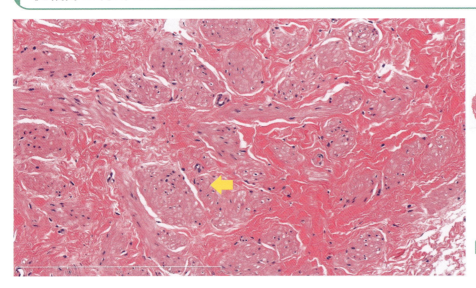
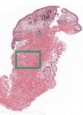

図 C-46
- 真皮に平滑筋（矢印）が多い．

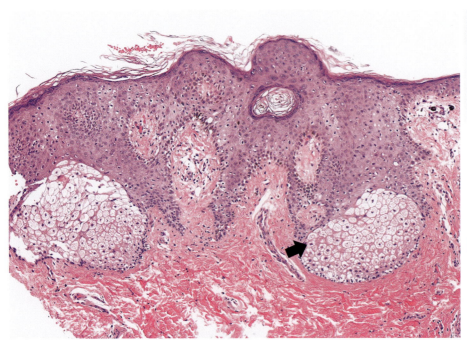
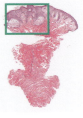

図 C-47
- 基底層の色素沈着と，独立脂腺（乳輪腺または Montgomery 腺：矢印）がみられる．

外陰部の母斑
melanocytic nevus, genital

外陰部の母斑 の病理診断のポイント

- 若年女性の外陰部の黒褐色斑である．
- 基本的には Clark 母斑であるが，以下のような組織学的特徴があるため，部位特異的母斑として分類される．悪性黒色腫と誤診しないように注意が必要である．
  ① 胞巣に多形性があり，融合するものもある．
  ② 多量のメラニン顆粒をもつことがある．
  ③ pagetoid spread があることがある．
  ④ 核異型性のある色素細胞様細胞が出現する．
  ⑤ リンパ球浸潤を伴う．

症例　25 歳，女性．外陰部の黒褐色斑　バーチャルスライド 085

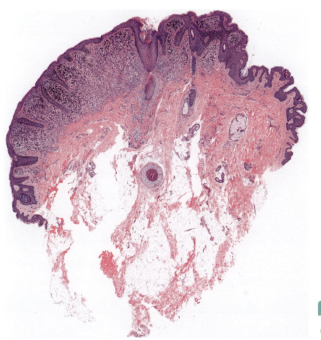

図 C-48
- 真皮浅層に，メラニン顆粒を多量にもつ病変がある．

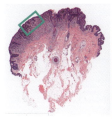
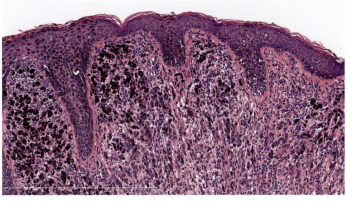

図 C-49
- 表皮内で母斑細胞が孤立性に増殖している．
- 真皮上層にメラノファージが多数浸潤している．

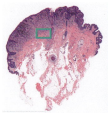
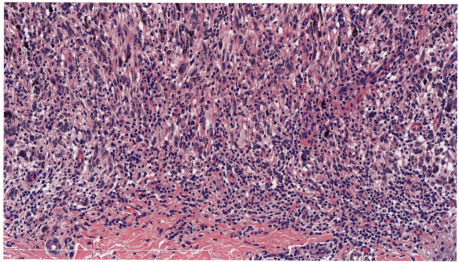

図 C-50
- 真皮深層で紡錘形の色素細胞様細胞が増殖している．
- リンパ球浸潤を伴っている．

外陰部の正常皮膚（他部位との正常皮膚所見の違い）

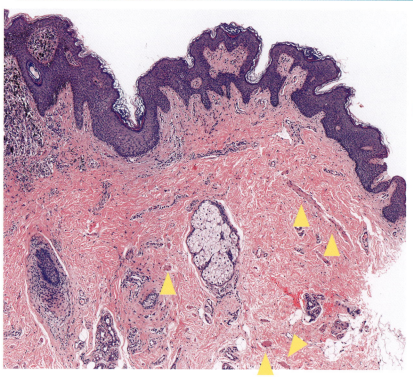

図 C-51
- 外陰部は，正常皮膚であっても，他の部位と異なり，表皮稜が網状に形成され，表皮基底層の角化細胞（ケラチノサイト）の細胞質内にメラニン顆粒が豊富である．脂漏性角化症の早期病変に類似した構造がみられる．真皮内に散在性に平滑筋（矢頭）が分布しているのも特徴である．
- このほかには，硬毛（毛球・毛乳頭が皮下脂肪組織内にある）があること，アポクリン腺があることも特徴である．

深部貫通母斑
deep penetrating nevus

深部貫通母斑 の病理診断のポイント
- 皮下脂肪織深部まで病変が及ぶ母斑の総称である．
- 悪性黒色腫と誤診しないよう注意が必要である．
- 具体的には，青色母斑，先天性母斑，Spitz 母斑や combined nevus などが含まれる．

症例 61歳，女性．黒褐色結節

バーチャルスライド **086**

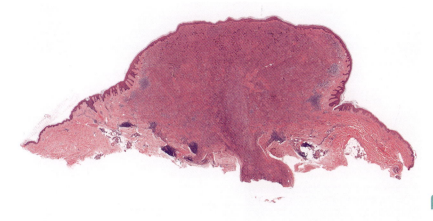

図 C-52
- 病変は皮下脂肪組織まで及んでいる．

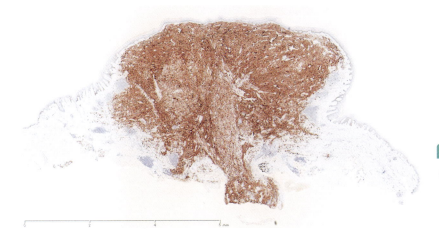

図 C-53
- S-100 の免疫染色では病変が皮下脂肪組織まで深達しているのがわかる．

バーチャルスライド **087**

レベル C

4 色素細胞腫瘍

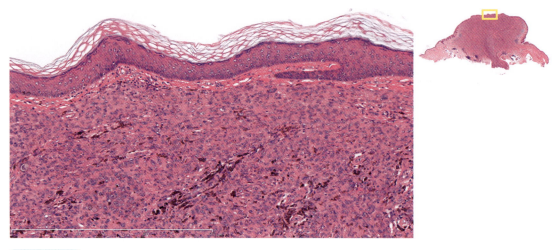

図 C-54
- 表皮内に病変はない．
- 真皮上層でメラニン産生能がある紡錘形細胞が増殖している．

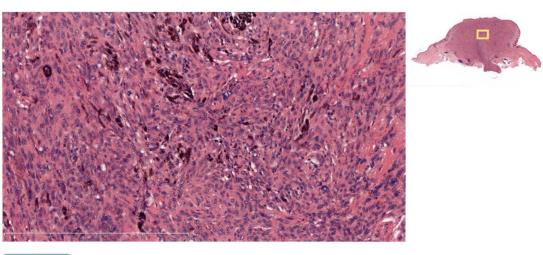

図 C-55
- 真皮中層でも紡錘形細胞が増殖している．

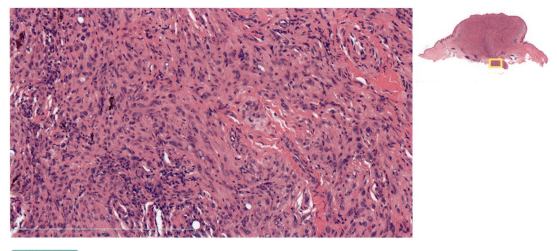

図 C-56
- 皮下脂肪織でも紡錘形細胞が増殖しているがメラニン産生はなく，核異型性もない．

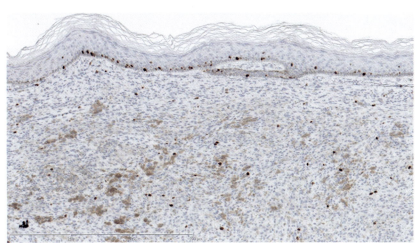

図 C-57
- MIB-1 の免疫染色では真皮上層の陽性率は低い．

バーチャルスライド 088

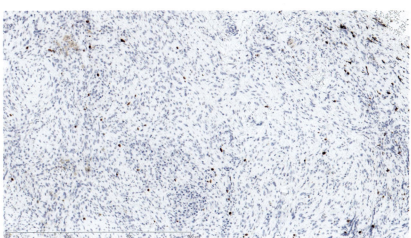

図 C-58
- MIB-1 の免疫染色では皮下脂肪織でも陽性率は低い．

バーチャルスライド 088

　この症例は，皮下脂肪織まで病変が深達しているので，深部貫通母斑と呼ぶことも可能であるが，本質は細胞富型青色母斑と考えられる．

炎症細胞を同定してみよう　形質細胞

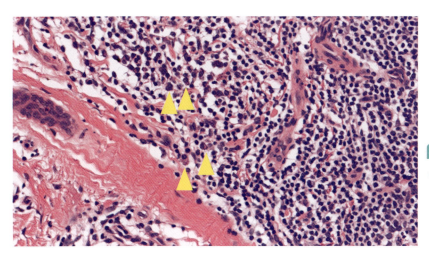

図 C-59
- この標本の病変の周辺部には，車軸状の偏在した核をもち，細胞質が一部好塩基性となる形質細胞（矢頭）もみられる．

深部貫通母斑　145

Spitz 母斑
Spitz's nevus

Spitz 母斑 の病理診断のポイント

- サイズは 10 mm を超えないことが多い．
- 表皮内では胞巣が主体である．
- 過角化を伴う．
- 対称性については以下のとおりである．
  ①最も病変が厚い部分から左右両端までの距離が均等である．
  ②角層や表皮の厚さや表皮乳頭の形が左右対称である．
  ③胞巣の病巣内での分布や胞巣間の距離やサイズが均一である．
  ④メラニンの分布が均一である．
  ⑤炎症性細胞の分布が均一である．
- 表皮内病変の辺縁の境界は明瞭である．
- 胞巣内に赤い無構造体（Kamino body）を伴う．
- 腫瘍細胞の形態は類上皮様あるいは紡錘形で多形性と異型性を認めるが，病巣全体で細胞形態は比較的そろっている．紡錘形細胞が主体でメラニンが多い場合は Reed 母斑という．
- 真皮内の個々の腫瘍細胞間に間質がある．
- 腫瘍巣の深部端は平坦でそろっている．
- 真皮内の病変は maturation を示し，深部端にメラニンや異常な分裂像，細胞壊死像は目立たない．

症例 1　12 歳，女児．前腕の黒色結節

バーチャルスライド 089

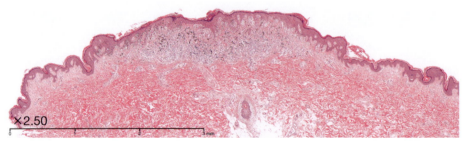

図 C-60
- ×2.50
- サイズは？
- 表皮の形は？
- 細胞浸潤やメラニン顆粒の分布は？
- 胞巣と個別性増生とどちらが優位か？
- 普通の母斑と診断しにくいポイントは？
- 真皮内の腫瘍細胞と間質の関係は？
- 細胞分裂像や壊死像は？

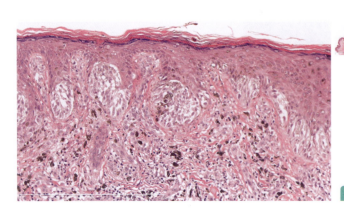
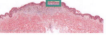

図 C-61

解説

- サイズ：数 mm と小さい．
- 表皮の形：病変部は過角化と表皮突起の延長があり，中央部は表皮が扁平化している（均一性に欠ける）．
- 細胞浸潤やメラニン顆粒の分布：均一である．
- 胞巣と個別性増生とどちらが優位か：胞巣が主体で個別性増殖はほとんどない．胞巣の形は不整だが，全体として細胞の形態は似ている．
- 普通の母斑と診断しにくいポイント：細胞形態が類上皮様から紡錘形で異型性と多形性が顕著である点が異なる（つまりこの病変は悪性黒色腫か Spitz 母斑かということになる）．
- 真皮内の腫瘍細胞と間質の関係：個々の細胞の間を間質が取り囲む．
- 細胞分裂像や壊死像：分裂像や細胞壊死像はない．

症例 2　24 歳，女性．腹部の黒色結節

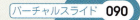

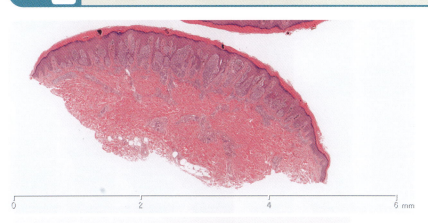

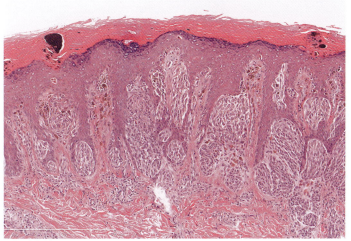

図 C-62

- サイズは？
- 表皮の形は？
- 細胞浸潤やメラニン顆粒の分布は？
- 胞巣と個別性増殖とどちらが優位か？
- 胞巣の分布とサイズは？
- 真皮内の腫瘍細胞と間質との関係は？
- 細胞分裂像や壊死像は？
- 普通の母斑としてよいか？

解説

- サイズ：数 mm と小さい．
- 表皮の形：病変部は過角化と表皮突起の延長があり，表皮突起の形は全体的に均一で，対称性の病変といえる．
- 細胞浸潤やメラニン顆粒の分布：細胞浸潤はわずかで，メラニンは真皮上層に均一に認められる．
- 胞巣と個別性増生とどちらが優位か：数 mm と小さい病変にもかかわらず，大型の胞巣が主体で個別性増生はほとんどない．
- 胞巣の分布とサイズ：病巣中央部は比較的大きいサイズの胞巣で，辺縁に向かうにつれて対称性に小型化している．
- 真皮内の腫瘍細胞と間質の関係：個々の細胞の間を間質が取り囲んでいる．
- 細胞分裂像や壊死像：細胞壊死像が散見される．
- 普通の母斑としてよいか：胞巣の形が不整（だが全体として似ている），細胞形態が類上皮様から紡錘形で異型性と多形性が顕著，細胞壊死像も散見されることから，この病変は悪性黒色腫か Spitz 母斑かということになる．

演習問題 1　42歳，男性．顎部の黒色結節　　バーチャルスライド 091

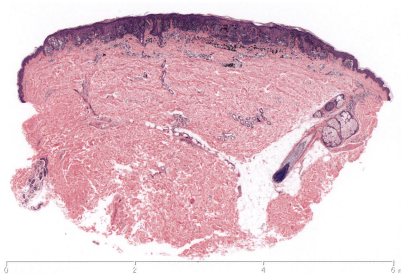
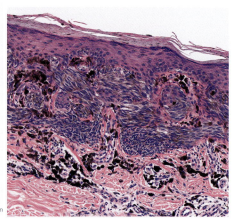

図 C-63

- この標本からなるべく多くの所見を取ってみよう．
- この症例の特徴は？
- 悪性黒色腫だろうか？

解読

- ×1.25：5 mm 以下の病変である．
- ×2.5～5：有鞘と垂直の胞巣があり，メラニン顆粒は対称性に分布し，真皮上層の細胞密度は一様である．胞巣は明瞭で病変の厚みがあり中央部分の方が大きい傾向にあるが，全体としては対称性でメラニン顆粒が多い．
- ×10：細胞の形が紡錘形で多彩な像や壊死像はない．異型性や多形性は目立たない．
- 反応の強弱だが，細胞が紡錘化でメラニン顆粒が多い．

正解 ▶ Reed 母斑

演習問題 2 79歳，男性．頬部の黒色結節

バーチャルスライド 092

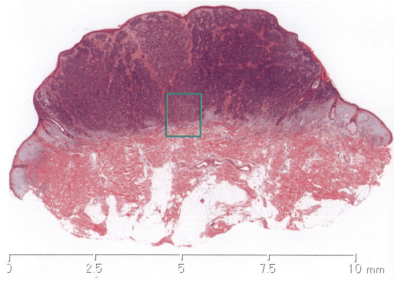
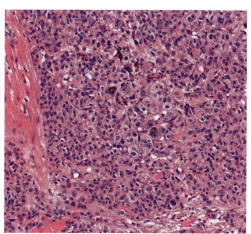

図 C-64

- この標本は左右対称で病巣の深部端も整っている．
- 胞巣とメラニン顆粒は病巣辺縁に認める．
- 腫瘍細胞もおとなしくみえる．
- さてこの症例は良性だろうか？
- 良性とするには問題となる点を探してみよう！

正解 ▶ 悪性黒色腫

解説

- ×1.25：サイズが大きい．日光性弾力線維症がある．病巣中央の細胞密度が少し明るい．
- ×2.50〜5：病巣中央の深部にメラニン顆粒がある（被膜内にはないのに）．腫瘍細胞の巣内に結合織があまりない．
- ×5〜10：豊本化した被蓋表皮内の腫瘍細胞は個別性増殖が主体である．病巣中央部深部の腫瘍細胞はあり，核小体が大きくて多い．分裂像も多数認める．

Spitz 母斑 ■ 149

5 軟部腫瘍

結節性筋膜炎
nodular fasciitis

結節性筋膜炎 の病理診断のポイント

- 若年成人の，前腕，上腕，大腿などの皮下に好発する腫瘍類似病変である．
- クルミ大くらいまでの皮下の結節が週単位で急速に大きくなり，肉腫と間違われることがある．
- 皮下脂肪組織内，あるいは筋膜に連続した境界のやや不明瞭な結節状病変である．
- 粘液の豊富な間質に紡錘形や多角形の細胞が種々の方向に配列して増殖（組織培養様配列，羽毛様配列）する．
- 核分裂像はしばしば多数みられるが，核異型性は乏しい．
- 泡沫細胞，担鉄細胞（ジデロファージ），多核巨細胞などの組織球成分を伴う．
- 時間が経つと膠原線維の沈着が目立ってくる．
- 免疫組織化学染色では平滑筋 actin 染色が陽性で，筋線維芽細胞の性格をもつ．

症例　34歳，女性．右腕の硬い皮下腫瘤
バーチャルスライド 093

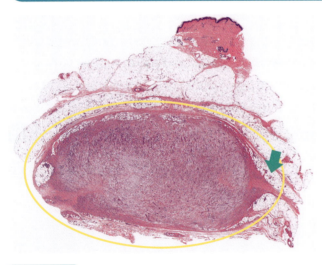

図 C-65
- 皮下脂肪組織内の比較的境界の明瞭な結節状病変である．
- 病変は淡い青紫で，粘液（ムチン）の沈着を思わせる．
- 脂肪隔壁に沿って病変が進展する傾向（矢印）がある．

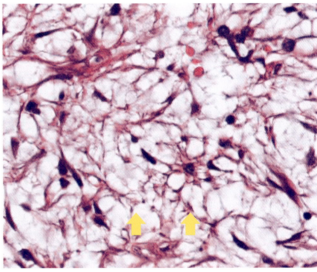

図 C-66
- いわゆる組織培養様配列（tissue culture like appearance），羽毛様配列（feathery appearance）と呼ばれる，粘液性間質を背景に異型性の乏しい紡錘形細胞がランダムに配列する像である．
- 青紫顆粒状のムチン（矢印）がみられる．

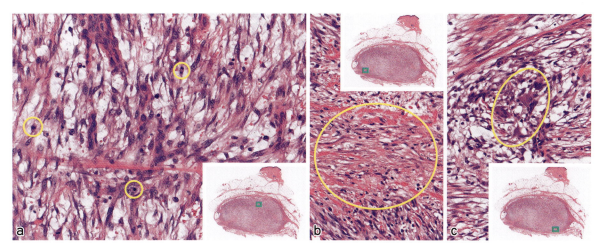

図 C-67
- a：増殖している細胞の核に大小不同はあるが，クロマチンは均一，繊細で異型性は乏しい．赤血球の血管外漏出が目立つ．核分裂像は目立つことがある（丸で囲んだ部分）．
- b：辺縁では，膠原線維の沈着が目立つ（丸で囲んだ部分）．
- c：多核巨細胞も散見される（丸で囲んだ部分）．

HE 染色でのムチン（粘液）貯留の所見

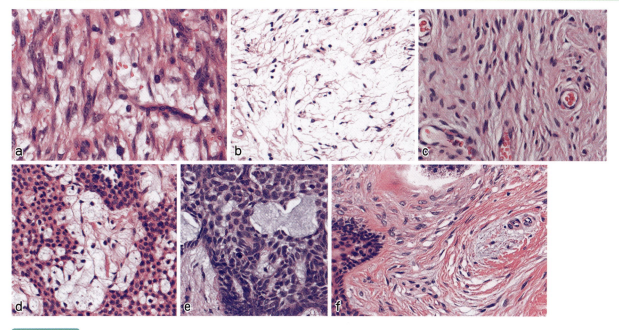

図 C-68
- HE 染色では，間質のムチン（粘液）は，好塩基性の細線維状物質として認識される．
- 腫瘍性疾患でも時に診断の決め手となる所見である．
  - a：Level C 結節性筋膜炎（本症例）
  - b：Level B 神経鞘腫（Antoni B 領域） バーチャルスライド 058（102頁）参照
  - c：Level A 神経線維腫 バーチャルスライド 035（55頁）参照
  - d：Level B グロムス腫瘍 バーチャルスライド 057（100頁）参照
  - e：Level B 基底細胞癌，結節型 バーチャルスライド 041（67頁）参照
  - f：Level C 皮膚混合腫瘍，アポクリン型 バーチャルスライド 082（136頁）参照

結節性筋膜炎

平滑筋肉腫，皮下型
leiomyosarcoma, subcutaneous

平滑筋肉腫，皮下型 の病理診断のポイント

- 成人の下肢の皮下脂肪組織や横紋筋内に好発し，比較的境界明瞭な結節を形成する．
- 真皮内に限局する真皮型平滑筋肉腫が予後がよいのに比べ，再発や転移が多く，予後は悪い．
- 血管平滑筋が母地と考えられている．
- 皮下に境界の比較的明瞭な結節状病変を作る．
- 結節は錯綜する紡錘形細胞の束状増殖で構成され，約 1/3 の症例では血管壁に連続している．
- 腫瘍細胞は好酸性の豊富な細胞質と細長い両端が鈍な核をもち，異型性があり，核分裂像が散見される．

症例 71 歳，男性．腹部の皮下結節　　バーチャルスライド 094

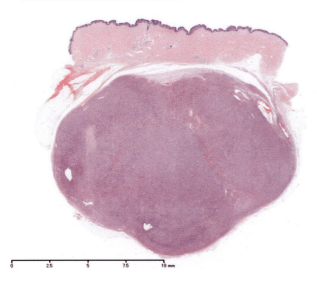

図 C-69
- 皮下の境界明瞭な結節状病変である．
- 全体に好塩基性で細胞密度が高いことがわかる．

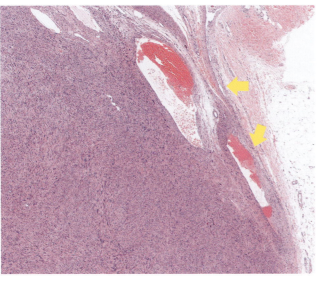
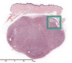

図 C-70
- 紡錘形細胞が束状に種々の方向に増殖する．
- 部分的には既存の静脈と連続（矢印）する．

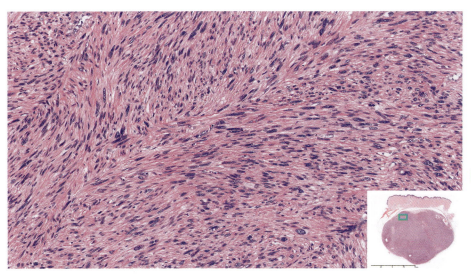

図 C-71
- 紡錘形細胞が束状に種々の方向に増殖する．
- 腫瘍細胞の核は濃染し，核異型性が目立つ．

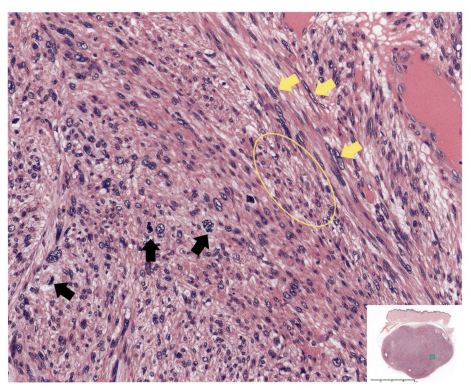

図 C-72
- 核は大小不同があり，クロマチンも粗糙である．
- 多数の異型核分裂像（正常の二極分裂と異なる分裂像）（黒矢印）を示す．
- 細胞質が好酸性の紡錘形細胞で，両端が鈍で細長い葉巻型の核をもった平滑筋分化があるとわかる腫瘍細胞が束状に増殖（黄矢印）する．
- 丸で囲んだ部分では，腫瘍細胞が画面の前後の方向に走行しているので，核は紡錘形でなく，円形に見える．

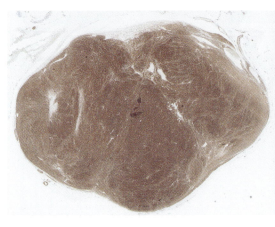 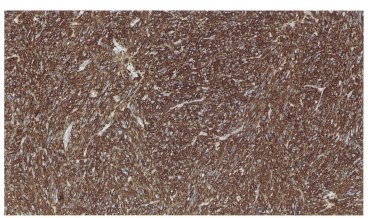

図 C-73
- 腫瘍細胞は，びまん性に actin 陽性である．　バーチャルスライド 095

平滑筋肉腫，皮下型

Kaposi 肉腫
Kaposi's sarcoma

Kaposi 肉腫 の病理診断のポイント

- HHV-8 が病因ウイルスで，内皮細胞の増殖と脈管の増生が皮膚やその他の臓器に生じ，斑状，局面状，結節状の病変を作る．
- 免疫不全や地理的，人種的素因を背景に発症することが多く，古典型，アフリカ型，AIDS 型などに分類される．
- 真皮内に異型性の乏しい紡錘形細胞が束状に増殖する（腫瘍細胞の密度は時期により異なる．初期は診断が難しい）．
- 既存の血管や付属器を包みこむように腫瘍血管が分布する岬徴候(promontory sign)，形質細胞浸潤と担鉄細胞（ジデロファージ），硝子球(hyaline globules)が特徴である．
- 結節期になると紡錘形細胞がシート状に増殖する．
- 紡錘形細胞は免疫染色で CD34，D2-40 陽性，HHV8-LNA1 が陽性である．

症例 45 歳，男性．下腿の紅色斑状局面   バーチャルスライド 096

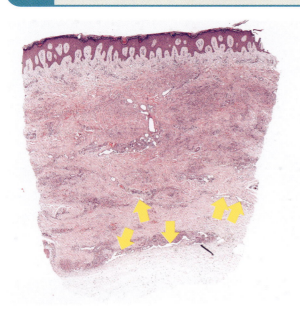

図 C-74
- 真皮に不規則に細胞浸潤がある．
- スリット状の空隙が目立つ（矢印）．

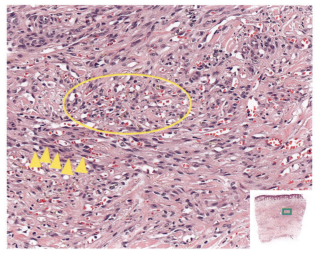

図 C-75
- 空胞内に赤血球があり，未成熟な血管を形成していることがわかる（丸で囲んだ部分）．
- 異型性の乏しい均一な紡錘形細胞が増殖する（矢頭）．

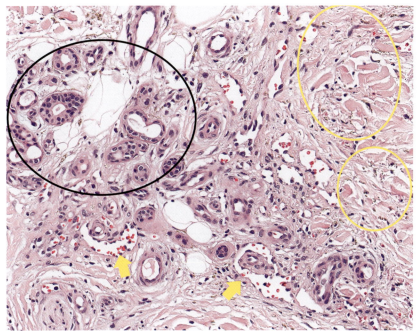
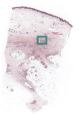

図 C-76
- エクリン汗腺(黒の丸で囲んだ部分)を示す.
- 多量のヘモジデリンの沈着(黄色の丸で囲んだ部分)がみられる.
- promontory sign(矢印)がみられる.

茶色い顆粒をもつ組織球の比較〔担鉄細胞(ジデロファージ)とメラノファージ〕

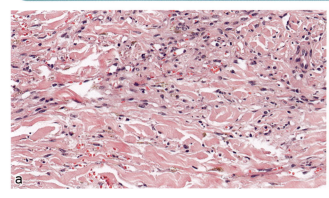
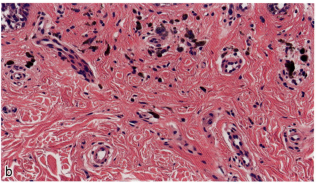

図 C-77
- この標本には,細胞質内に金茶色の顆粒を有する細胞の浸潤が多数ある(a).これは出血(赤血球の血管外漏出)に伴う担鉄細胞である.
- 一方,色素細胞腫瘍などメラニン顆粒が多く産生される病変などでは,細胞質に,より濃く褐色調の粗大な顆粒を持つメラノファージがみられる〔b:Level A 色素細胞母斑,接合部型,Clark 型 バーチャルスライド 021 (33頁)参照〕.
- 両者は,顆粒の色調の差や周辺の病変の性質によって鑑別するが,特殊染色によって鑑別することも可能である(担鉄細胞:ベルリン青染色で青く染色,メラノファージ:Fontana-Masson 染色で黒く染色).

血管肉腫
angiosarcoma

血管肉腫 の病理診断のポイント

- 高齢者の頭部に発症するもの，リンパ浮腫に続発して発症するもの，放射線照射後に発症するものがある．
- 真皮の不規則な拡張，吻合する血管腔(anastomosing vascular channels)がみられる．
- 血管内皮の性質をもつ核異型性のある腫瘍細胞の増殖がみられる．
- 赤血球の血管外漏出，膠原線維間のスリット状の空隙，空隙内へ突出する異型性のある細胞，赤血球を含む細胞質内空胞や細胞間空隙などが診断の手がかりになる．
- 免疫染色では，腫瘍細胞が血管内皮マーカー(CD31，CD34，FVIIIRAG，D2-40 など)に種々の程度に陽性である．

症例 84歳，男性．頭部の紫紅色斑　　　バーチャルスライド **097**

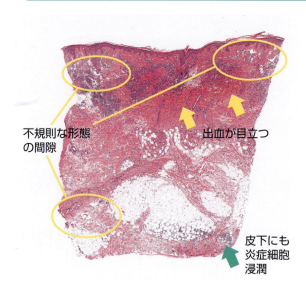

不規則な形態の間隙
出血が目立つ
皮下にも炎症細胞浸潤
図 C-78

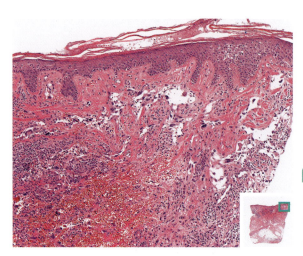

図 C-79
- 血管内皮細胞の核異型性が目立つ．
- 不規則な形態を示す脈管様の空隙．
- 著明な赤血球の血管外漏出．

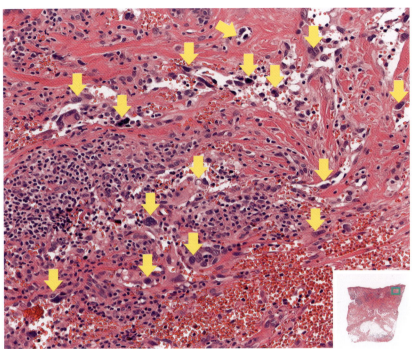

図 C-80
- 赤血球を含む不規則な形態を示す脈管がみられる．
- 血管内皮細胞の核は濃染し，核異型性が著明である（矢印）．
- 著明な赤血球の血管外漏出がみられる．

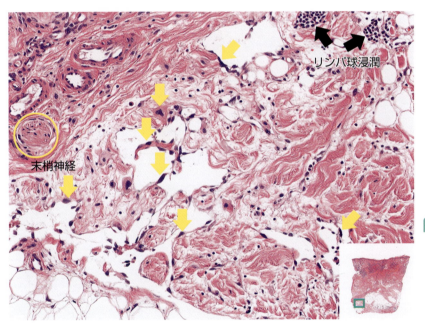

図 C-81
- 皮下脂肪組織でも，部分的に不規則な分枝する脈管があり，血管内皮細胞の核は濃染し，核異型性が目立つ（矢印）．

正常の末梢神経を確認しよう！

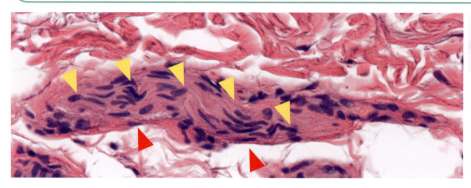

図 C-82

- 真皮に神経線維が確認できる〔Level C 結節性筋膜炎 症例　バーチャルスライド 093（150頁）参照〕．
- 大型の核をもつ Schwann 細胞（黄色矢頭）と核がやや小型の神経周膜細胞（赤矢頭）で構成されている．

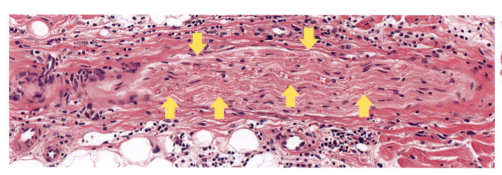

図 C-83

- 時に軸索と髄（ミエリン）鞘（矢印）が，串団子のように見えることがある（本症例の標本内）．

6 リンパ球腫瘍

原発性皮膚濾胞中心リンパ腫
primary cutaneous follicle center lymphoma

原発性皮膚濾胞中心リンパ腫 の病理診断のポイント

- 増殖パターン
  ① 表皮向性はない．
  ② 真皮内に結節状，またはびまん性に増殖する．
  ③ リンパ濾胞形成はみられる場合とみられない場合がある．
  ④ リンパ濾胞は境界が不明瞭で，tingible body macrophage を欠き，マントル帯が減少しているか消失している．
  ⑤ 進行した病変では濾胞形成が消失する．
- 腫瘍細胞の形態
  ① 小型，早期病変は主に centrocyte および反応性の T 細胞からなり，少数の centroblast が混在している．
  ② 多分葉した大型の centrocyte がみられ，線維芽細胞様に紡錘形の核を有するものもある．
  ③ 病変が進行すると大型腫瘍細胞の比率が増加し，反応性 T 細胞は減少する．
- 免疫染色所見
  ① CD20 陽性，CD79a 陽性，免疫グロブリン軽鎖偏位あり．
  ② bcl6 陽性，bcl2 陰性，MUM1 陰性である．
  ③ CD10 は陰性のことが多いが，陽性のこともある．

症例 69 歳，男性．胸部の結節　　バーチャルスライド 098

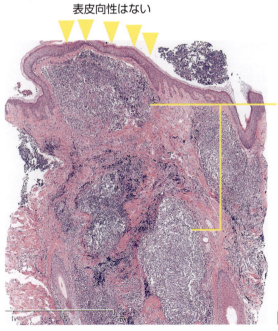

表皮向性はない
真皮全層への結節状のリンパ球浸潤

図 C-84

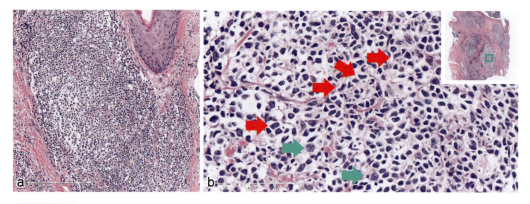

図 C-85
- a：結節状のリンパ球浸潤はリンパ濾胞様であるが，①境界が不明瞭である，② tingible body macrophage がない，③マントル帯が減少ないしは欠損している．
- b：浸潤細胞は紡錘形やくびれのある核を有する centrocyte 様細胞（赤矢印）が主体であり，核小体が明瞭な類円形の centroblast 様細胞（緑矢印）もみられる．

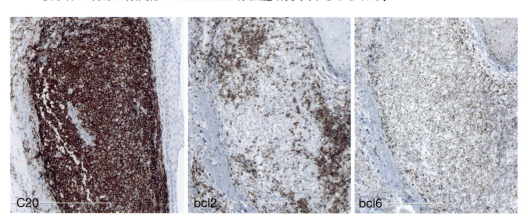

図 C-86
- 浸潤細胞は大部分が CD20 陽性 B 細胞であり，bcl6 も高率に陽性である．
- 一方，bcl2 は辺縁の細胞のみ陽性である．

バーチャルスライド **099**　　バーチャルスライド **100**　　バーチャルスライド **101**

悪性リンパ腫を疑うべき病理組織学的所見

- 乾癬様表皮肥厚＋苔癬型皮膚炎：菌状息肉症，成人 T 細胞性白血病 / リンパ腫など
- 海綿状浮腫の目立たない，表皮内あるいは付属器上皮内へのリンパ球様単核球の浸潤：菌状息肉症，成人 T 細胞性白血病 / リンパ腫など
- 結節状皮膚炎・びまん性皮膚炎：多くの悪性リンパ腫
- 小葉性脂肪組織炎：皮下脂肪組織炎様 T 細胞リンパ腫
- 血管壁の破壊を伴うリンパ球様単核球の浸潤：NK/T 細胞リンパ腫，鼻型
- 血管内でのリンパ球様単核球の集簇：血管内大細胞性 B 細胞リンパ腫

粘膜関連リンパ組織の節外性辺縁帯リンパ腫（MALTリンパ腫）

extranodal marginal zone lymphoma of mucosa-associated lymphoid tissue (MALT lymphoma)

粘膜関連リンパ組織の節外性辺縁帯リンパ腫（MALTリンパ腫）の病理診断のポイント

- 増殖パターン
  - ①表皮向性はない．
  - ②真皮内に結節状，またはびまん性に増殖する．
  - ③反応性リンパ濾胞形成がみられる場合が多い．
  - ④リンパ腫細胞の浸潤巣の辺縁に形質細胞を認めることが多い．
- 腫瘍細胞の形態を認識する
  - ①浸潤細胞は小型リンパ球，辺縁帯細胞（marginal zone cell ; centrocyte-like cell），lymphoplasma-cytoid cell，形質細胞よりなる．
  - ②大型の centroblast, immunoblast も混在する．
  - ③T細胞もかなりの数浸潤することが多く，反応性病変のような棲み分けはみられない．
- 免疫染色所見
  - ① CD20 陽性，CD79a 陽性，免疫グロブリン軽鎖偏位あり．
  - ② bcl2 陽性，bcl6 陰性，MUM1 陰性である．
  - ③ CD5，CD10 は陰性である．

症例 72歳，女性．こめかみ部の紅色結節

バーチャルスライド 102

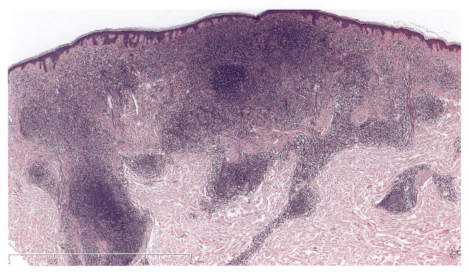

図 C-87
- 表皮内へのリンパ球浸潤はみられない．
- 真皮内にびまん性，または結節状に稠密な細胞浸潤がみられる．

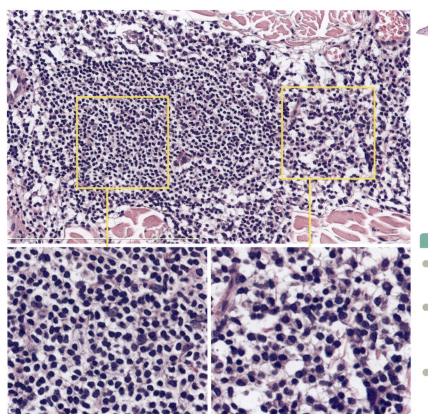

図 C-88

- 結節状に浸潤している部位は周囲との境界が比較的明瞭である．
- a：核は類円形でクロマチンが濃く，細胞質は明るく豊富．辺縁帯細胞の形態を示す（monocytoid B-cell）．
- b：B 細胞浸潤巣の辺縁では形質細胞，形質細胞様細胞が多くみられる．この形質細胞は軽鎖偏位を示す（後述）．

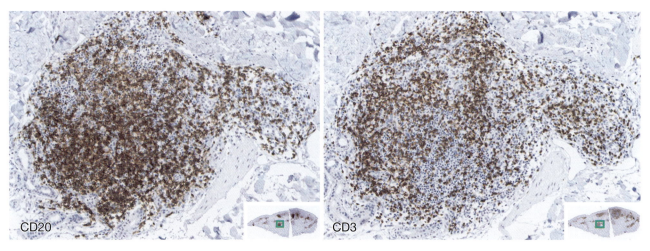

図 C-89

- 浸潤細胞は CD20 陽性 B 細胞が主体であるが，CD3 陽性 T 細胞も混在．

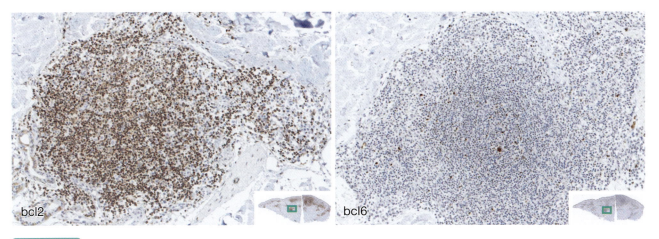

図 C-90
- 原発性皮膚濾胞中心リンパ腫と異なり，bcl2 陽性，bcl6 陰性．

バーチャルスライド 105　　バーチャルスライド 106

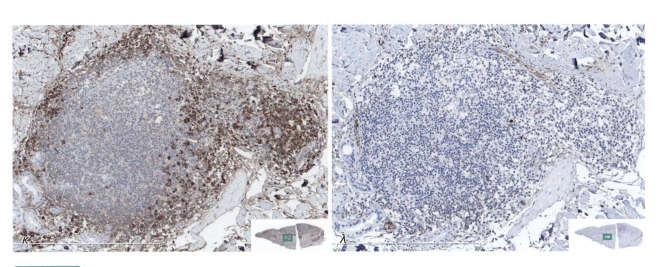

図 C-91
- 腫瘍細胞浸潤巣の辺縁の形質細胞は軽鎖偏位（κ＞λ）が認められる．
- 正常ではκ，λの陽性細胞の比はκ：λ＝約 2：1〜3：1．
- κ：λが 10：1 以上κ優位，ないしは 1：10 以上でλ優位となれば明らかな軽鎖偏位として，単クローン性の B 細胞の増殖ありと判断できる．
- 免疫染色で検出しているのは主に細胞質内免疫グロブリンであり，胚中心以降の B 細胞で検出されるようになる．

バーチャルスライド 107　　バーチャルスライド 108

＊バーチャルスライド103〜108のデータ上で右にある標本は陽性コントロールである．

索引

和　文

あ

アポクリン汗孔腫　135
アポクリン腺　142
アルシアンブルー染色　97
編みかご状　11
悪性黒色腫　39, 89, 149
悪性リンパ腫　60, 160

い・う

異型核分裂像　153
異所性骨化　88
異物反応　20, 22
羽毛様配列　150

え

エクリン汗管　34, 48
エクリン汗腺　155
エクリン血管腫様過誤腫　101
エクリン腺分泌部　9, 14

お

オイル赤O染色　97
横紋筋　28, 30, 102
扇型　16, 128
大型異型細胞　109, 112

か

カルシウム沈着　21
化膿性肉芽腫　53
過角化　4, 5
顆粒細胞腫　101
塊状壊死　65, 134
外陰部
　──の正常皮膚　142
　──の母斑　141
外毛根鞘　14, 81
外毛根鞘角化　13
外毛根鞘囊腫　12
角質囊腫　124, 125, 137
核異型性　153, 157

核内偽封入体　32
核分裂像　41, 119, 151
汗管　3, 9, 14
汗管腫　82
汗孔腫　133, 135
　──, 単純性汗腺棘細胞腫を伴う　134
汗腺腫　135
乾癬様表皮肥厚　160
間質細胞　74
管腔　133, 137, 138
管腔様構造　26
鑑別疾患
　──, 木村病の　60
　──, ケラトアカントーマの　8
眼瞼脂腺癌　129
顔面表情筋　28, 30

き

木村病　58
基底細胞癌　70
　──, 結節型　67, 75, 122
　──, モルフェア型　120, 126
偽角質囊腫　2, 62
偽リンパ腫　114
鋸歯状　15, 16
鋸歯状角質　125
菌状息肉症　104
　──, 紅斑期　104, 106
　──, 腫瘍期　104
　──の免疫組織化学染色　107
　──, 扁平浸潤期　56, 104, 105
筋上皮細胞　137

く

クチクラ細胞　3, 9, 133
グロムス細胞　100
グロムス腫瘍　100, 101

け

ケラチン　72
ケラトアカントーマ　76
ケラトヒアリン顆粒　14, 16, 50, 77, 79, 80, 125
形質細胞　145, 162, 163
血管　3, 9, 49, 54, 55, 94, 100, 154

血管芽細胞腫　101
血管脂肪腫　92, 101
血管腫様線維組織球腫　96
血管内皮細胞　95, 156
血管肉腫　156
血管平滑筋腫　51, 101
血管免疫芽球性 T 細胞リンパ腫　60
結節状皮膚炎　160
結節性筋膜炎　150
楔状　29, 86
原発性皮膚濾胞中心リンパ腫　159

こ

コロイド鉄染色　97
口唇メラノーシス　37
孔細胞　3, 9, 133
好塩基性細胞　19, 127
好酸球　60
好酸性陰影細胞　19, 21, 127
硬化　121
硬毛　142
膠原線維　50, 55, 136, 151
黒色表皮腫　63

さ

細胞質内免疫グロブリン　163
柵状配列　67, 68, 70, 121, 122
索状　121

し

シート状　109, 112
シート状増殖　41
ジデロファージ　96, 155
子宮内膜症　101
脂腺癌　81, 127
脂腺細胞　3, 16, 50, 125
　── への分化　16, 128
脂腺小葉　16, 131
脂腺上皮　115
脂腺導管　16, 50, 125
　── への分化　128
脂腺嚢腫　15
脂腺分泌部　3
脂肪腫　45

脂肪小葉，脂肪腫の　45
脂漏性角化症　2
　──，過角化型　63
　──，クローン型　62
　──，指状型　63
　── の亜型　63
　──，肥厚型　62, 63
　──，被刺激型　63
　──，胞巣型　62
　──，網状型　63
色素細胞母斑
　──，真皮型，Miescher 型　27
　──，真皮型，Unna 型　31
　──，接合部型，Clark 型　33
　──，複合型，Clark 型　35
　──，複合型，Miescher 型　29
小皮縁　3, 9, 133
小葉性脂肪組織炎　160
硝子化　103
上皮内悪性黒色腫　43
神経腫　101
神経周膜細胞　158
神経鞘腫　101, 102
神経線維腫　55
真皮汗管腫瘍　135
真皮乳頭層　36, 63
真皮メラノサイト　84
真皮網状層　63
深部貫通母斑　143, 145
尋常性疣贅　4

す・せ

すりガラス状　77
髄鞘　158
正常脂腺　50
正常組織，眼瞼の　130
正常皮膚，有毛部の　36
正常リンパ節　113
青色母斑
　──，通常型　83
　──，富細胞型　85
石灰化　21
石灰化上皮腫　20

赤血球　54, 93, 97, 154
　── の血管外漏出　151, 155〜157
節外性辺縁帯リンパ腫　60
先天性色素細胞母斑，複合型　44
線維形成性毛包上皮腫　122, 124, 126
線維脂肪腫　46

そ

組織球　95
組織培養様配列　150
層状角層　77, 79, 80, 125
層状線維増生　107
足蹠の正常皮膚　34

た

多核巨細胞　151
多形皮膚萎縮　104
大局面型局面状類乾癬　104
胎生期毛芽　68
苔癬型皮膚炎　160
苔癬状類乾癬　104
第 Ⅷ 因子関連抗原　54
担鉄細胞　155
単純性汗腺棘細胞腫　134, 135
断頭分泌像　135, 137

と

トリコヒアリン顆粒　72
トルイジンブルー染色　97
特殊染色　97
独立脂腺　38, 140

な

内皮細胞　3
内毛根鞘　14, 72
波型脂腺導管構造　128
軟骨　64

に

二層構造　85
日光角化症　6, 65
日光性弾力線維症　6, 38, 149
乳腺堤上の母斑　139
乳頭腫状　31

乳房 Paget 病　25
乳房外 Paget 病　23
乳輪腺　140
乳輪部　140

ね

粘液　55, 68, 101, 136, 138, 150
粘液貯留所見　151
粘膜関連リンパ組織型節外性濾胞辺縁帯リンパ腫　161

は・ひ

薄層状　11
花むしろ様構造　94, 98
びまん性大細胞型 B 細胞性リンパ腫　111
びまん性皮膚炎　160
皮溝　34
皮膚偽リンパ腫　58
皮膚混合腫瘍
　──，アポクリン型　136
　──，エクリン型　138
皮膚線維腫　47, 101
　──，萎縮型　94
　── の亜型　47
皮膚病性リンパ節症　60
皮丘　34
肥満細胞　55, 101
表皮襟　53
表皮の手指状突出　4, 5
表皮囊腫　10
漂白法　97

ふ

フィブリン血栓　93
富細胞性線維組織球腫　96
封入体　5
縁取りサイン　4, 5, 11

へ

ヘモジデリン　155
ベルリン青染色　97
平滑筋　51, 140, 142
平滑筋肉腫，皮下型　152
平坦型脂腺導管構造　128

ほ

ホタテガイ状　16, 50, 128
ホロクリン分泌　131
母斑細胞　141
紡錘形細胞　49, 144, 152〜154
星型　16, 128

ま

マントル帯　58
膜様構造　15
末梢神経　38, 55, 101, 158

み・む

ミエリン鞘　158
ミルメシア　5
未熟な毛包　18
未分化大細胞型リンパ腫　108
ムチン　67, 68, 74, 101, 136, 138, 150
ムチン貯留所見　151

め

メラニン　3, 38, 83, 85, 90, 91, 96, 139, 141, 142, 148
メラニン柱　33
メラノファージ　84, 139, 141, 155
免疫グロブリンκ鎖　110
免疫グロブリンλ鎖　110
免疫組織化学染色　103
免疫組織学的マーカー
　——, 筋肉細胞の　52
　——, 血管内皮細胞の　54
　——, 色素細胞の　43
　——, 末梢神経の　103

も

毛芽細胞　14
毛芽腫　69, 75
毛芽・毛乳頭様構造　95, 125
毛球　14
毛細血管　93
毛細血管拡張性肉芽腫　53
毛乳頭　14
毛母細胞　20
毛母細胞様細胞　19
毛母腫　19
毛包　115
毛包脂腺の囊腫状過誤腫　18
毛包上皮腫　69, 75
毛包分化　71
毛包漏斗部　11, 22, 81
毛包漏斗部囊腫構造　125
網状層　36

ゆ

有棘細胞癌　64

ら・り

らせん腺腫　101
リンパ球　95
リンパ濾胞　114, 115
立毛筋平滑筋腫　49, 101
隆起性皮膚線維肉腫　98
良性線維性組織球腫　47

れ・ろ

裂隙　67, 69, 73, 74, 121, 124, 136
濾胞性リンパ腫　60

欧　文

記号

α-smooth muscle actin　52
κ　163
λ　163

A

A 型母斑細胞　27, 29, 31, 36, 86
actin　153
actinic keratosis　6
adipophilin 染色　129, 131
ALK-1　110
anaplastic large cell lymphoma　108
anaplastic morphology　109
aneurysmal fibrous histiocytoma　96
angioblastoma　101
angioleiomyoma　51, 101
angiolipoma　92, 101
angiolymphoid hyperplasia with eosinophilia　60
angiosarcoma　156
Antoni A　102
Antoni B　102
apocrine poroma　135
atrophic dermatofibroma　94

B

B 型母斑細胞　28, 30, 32, 36, 87
basal cellcarcinoma
　——, morpheic type　120
　——, nodular type　67
basilar epidermotropism　105, 106
basket-woven 状　11
bcl2　110, 160, 163
bcl6　110, 160, 163
benign fibrous histiocytoma　47
biphasic pattern　85
blockade melanocyte　38
blue nevus
　——, celluar type　85
　——, common type　83
Bowen's disease　8

Bowen 病　8, 65, 81
Bowen 病様病変　130
bridging　35

C

C 型母斑細胞　28, 30, 32, 87
calcifying epithelioma　20
calponin　52
CAM5.2　119
Castleman 病　60
CD10　110
CD1a　110
CD20　110, 160, 162
CD3　110, 162
CD30　110
CD31　54
CD34　54, 99
CD4　110
CD43　110
CD45　110
CD45RO　110
CD5　110
CD56　110
CD7　110
CD79α　110
CD8　110
cellular fibrous histiocytoma　96
centroblast　113
centroblast 様細胞　160
centrocyte　113
centrocyte 様細胞　160
CK20　119
CK7　26
claudin-1　103
clumping cell　9
collagen trapping　48, 94, 96
cutaneous pseudolymphoma　58, 114
cuticular cell　3, 9, 82

D

D2-40　54
dermal duct tumor　135
dermal melanocyte　84, 85
dermatofibroma　47, 101

dermatofibrosarcoma protuberans　98
desmin　52
desmoplastic trichoepithelioma　124
diffuse large B-cell lymphoma　111
disproportionate epidermotropism　105
dumbbell 型　85
Duperrat 母斑　88
dyskeratotic cell　9

E

eccrine angiomatous hamartoma　101
elastica van Gieson 染色　97
EMA（epithelial membrane antigen）　103
empty cyst　15
endometriosis　101
epidermal collarette　53
epidermal cyst　10
extramammary Paget's disease　23
extranodal marginal zone lymphoma of mucosa-associated lymphoid tissue　161

F

feathery appearance　150
fibrolipoma　46
FLI-1　54
folliculolysis　59
Fontana-Masson 染色　97

G

Giemsa 染色　97
glomus tumor　100, 101
glut-1　103
granular cell tumor　101
granuloma telangiectaticum　53

H

haloed lymphocytes　105
h-caldesmon　52
hidradenoma　135
hidroacanthoma simplex　134, 135
HMB-45　43
Hodgkin リンパ腫　60

I

innfundibulum　11
interlacing bundle pattern　49
isthmus-catagen cyst　12

K

Kaposi's sarcoma　154
Kaposi 肉腫　154
keratoacanthoma　76
Kimura's disease　58
koilocytes　4

L

lamellar fibrosis　35
laminated 状　11
leiomyosarcoma, subcutaneous　152
lipoma　45
lochkern　45
lymphocytoma cutis　114

M

malignant melanoma　39, 89
malignant melanoma *in situ*　43
MALT lymphoma　161
MALT リンパ腫　161
mammary Paget's disease　25
maturation　27, 28, 30, 36
Melan A　43
melanoacanthoma　63
melanocytic nevus
　──, compound, Clark type　35
　──, compound, congenital　44
　──, compound, Miescher type　29
　──, genital　141
　──, intradermal, Miescher type　27
　──, intradermal, Unna type　31
　──, junctional, Clark type　33
melanosis of the lip　37
Merkel cell carcinoma　118
Merkel 細胞癌　118
MIB-1　145
Miescher 型母斑　88
milk line nevus　139

MiTF (microphthalamia associated transcription factor) 43
mixed tumor of the skin
　——, apocrine type　136
　——, eccrine type　138
Montgomery 腺　140
muscle specific actin (HHF35)　52
mycosis fungoides　104
　——, plaque stage　56
myogenin, myoD1　52
myoglobin　52
myrmecia　5

N

Nanta 母斑　86, 88
necrosisen masse　65
neurilemmoma　101, 102
neurofibroma　55
neurofilament　103
neuroma　101
nevus of Nanta　86
nodular fasciitis　150
non-secretory type　131
NSE (neuron specific enolase)　103

O・P

overhanging lips　76, 78
Paget 細胞　23
PAS 染色　97
Pautrier 微小膿瘍　57, 104
pilarleiomyoma　49
piloleiomyoma　49, 101
pilomatricoma　19
pilosebaceous cystic hamartoma　18
pink & blue sign　6
Pinkus 型汗孔腫　134, 135
poroid cell　3, 9, 82
　—— neoplasms　135
poroma　133, 135
　—— with hidroacanthoma simplex　134
primary cutaneous follicle center lymphoma　159
promontory sign　155
proteinaceous deposit　59
pseudohorn cyst　2

pyogenic granuloma　53

R・S

Reed 母斑　148
S-100　143
S-100 蛋白　43, 103
scalloped　16, 128
schwannoma　101, 102
Schwann 細胞　158
Schwann 細胞腫　102
scleroris　121
sebaceous carcinoma　127
seborrheic keratosis　2
　——, acanthotic type　63
　——, clonal type　62
　——, digitated type　63
　——, hyperkeratotic type　63
　——, irritated type　63
　——, nested type　62
　——, reticulated type　63
secretory type　131
shoulder lesion　35
Smith-Coburn 型　134
solar elastosis　38
solar keratosis　6
spiradenoma　101
Spitz's nevus　146
Spitz 母斑　146
squamoid cell　127
squamous cell carcinoma　64
steatocystoma　15
storiform pattern　98
Sudan Ⅲ 染色　97
Sudan 黒 B 染色　97
syringoma　82

T

tingible body macrophage　59, 115
tissue culture like appearance　150
Touton 型巨細胞　97
trichoblastoma　69
trichoepithelioma　69
trichilemmal cyst　12
tricholemmal cyst　12

V

Verocay 小体　102

verruca vulgaris　4
von Kossa 染色　97